D1746092

Schwindel und Gleichgewichtsstörungen
– Grundlagen, Diagnose und Therapie

C.-F. Claussen

Schwindel und Gleichgewichtsstörungen

Grundlagen, Diagnose und Therapie

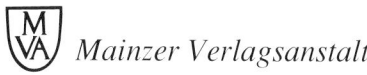

Verfasser
Prof. Dr. med. C.-F. Claussen,
Extraordinarius für Neurootologie
an der Universität Würzburg
Kurhausstraße 12
8730 Bad Kissingen

Herausgeber
Intersan
Institut für Pharmazeutische
und Klinische Forschung GmbH
Einsteinstraße 30, 7505 Ettlingen 1

Schwindel und Gleichgewichtsstörungen
Grundlagen, Diagnose und Therapie
ISBN 3 – 920615 – 13 – 1
1. Auflage 8/91

Gestaltung und DTP-Satz
Schmidt und Schmidt GmbH
6200 Wiesbaden

Druck und Verarbeitung
Mainzer Verlagsanstalt und Druckerei
Will und Rothe GmbH & Co. KG
6500 Mainz

Dieses Werk ist urheberrechtlich geschützt. Die dadurch begründeten Rechte, insbesondere die der Übersetzung, des Nachdrucks, des Vortrags, der Entnahme von Abbildungen und Tabellen, der Funksendung, der Mikroverfilmung oder der Vervielfältigung auf anderen Wegen und der Speicherung in Datenverarbeitungsanlagen, bleiben, auch bei nur auszugsweiser Verwertung, vorbehalten. Eine Vervielfältigung dieses Werkes ist auch im Einzelfall nur in den Grenzen der gesetzlichen Bestimmungen des Urheberrechtes der Bundesrepublik Deutschland vom 9.September 1965 in der Fassung vom 24. Juni 1985 zulässig. Sie ist grundsätzlich vergütungspflichtig. Zuwiderhandlungen unterliegen den Strafbestimmungen des Urheberrechtsgesetzes.

© Intersan GmbH, Ettlingen 1991
Printed in Germany

Inhalt

Einleitung	8
Schwindel als Ausdruck einer Kybernetopathie	12
Sinnesphysiologische Grundlagen der Neurootologie	24
Die moderne neurootologische Topodiagnostik bei Schwindelzuständen	25
Klinische Aequilibriometrie	34
Klinische Schwindelleiden	43
Diagnostisch gesteuerte Vertigotherapie	48
Literatur	55
Sachverzeichnis	58

Einleitung

Eine große Zahl von Schwindelpatienten bedarf der ärztlichen Betreuung auf dem Gebiet der Diagnostik und Prävention, wie auch der Therapie. Dieser Aufgabe stellen sich Ärzte sehr zahlreicher Fachrichtungen (s. Abb. 1).

An den Grenzen zwischen Hals-Nasen-Ohrenheilkunde, Ophthalmologie, Neurologie und anderen Fächern (s. Abb. 2) beschäftigt sich die Neurootologie ausschließlich mit der Untersuchung und Behandlung von Kopfsinnesstörungen. Dabei kommt den Gleichgewichtsstörungen eine zentrale Bedeutung zu. Diesbezügliche Erkenntnisse wurden bereits 1914 durch den Nobelpreis an Robert Barany belohnt. Claussen und Tato haben unter dem Begriff „Aequilibriometrie" eine Serie von objektiven und quantitativen Untersuchungsverfahren für die Gleichgewichtsfunktionsprüfung zusammengestellt. Diese haben ihre physiologischen Grundlagen zum einen in der Reizung vestibulärer Rezeptoren und zum anderen in der Stimulierung visueller und propriozeptiver Afferenzen der zentralen Gleichgewichtsregulationsschleifen (s. Abb. 3).

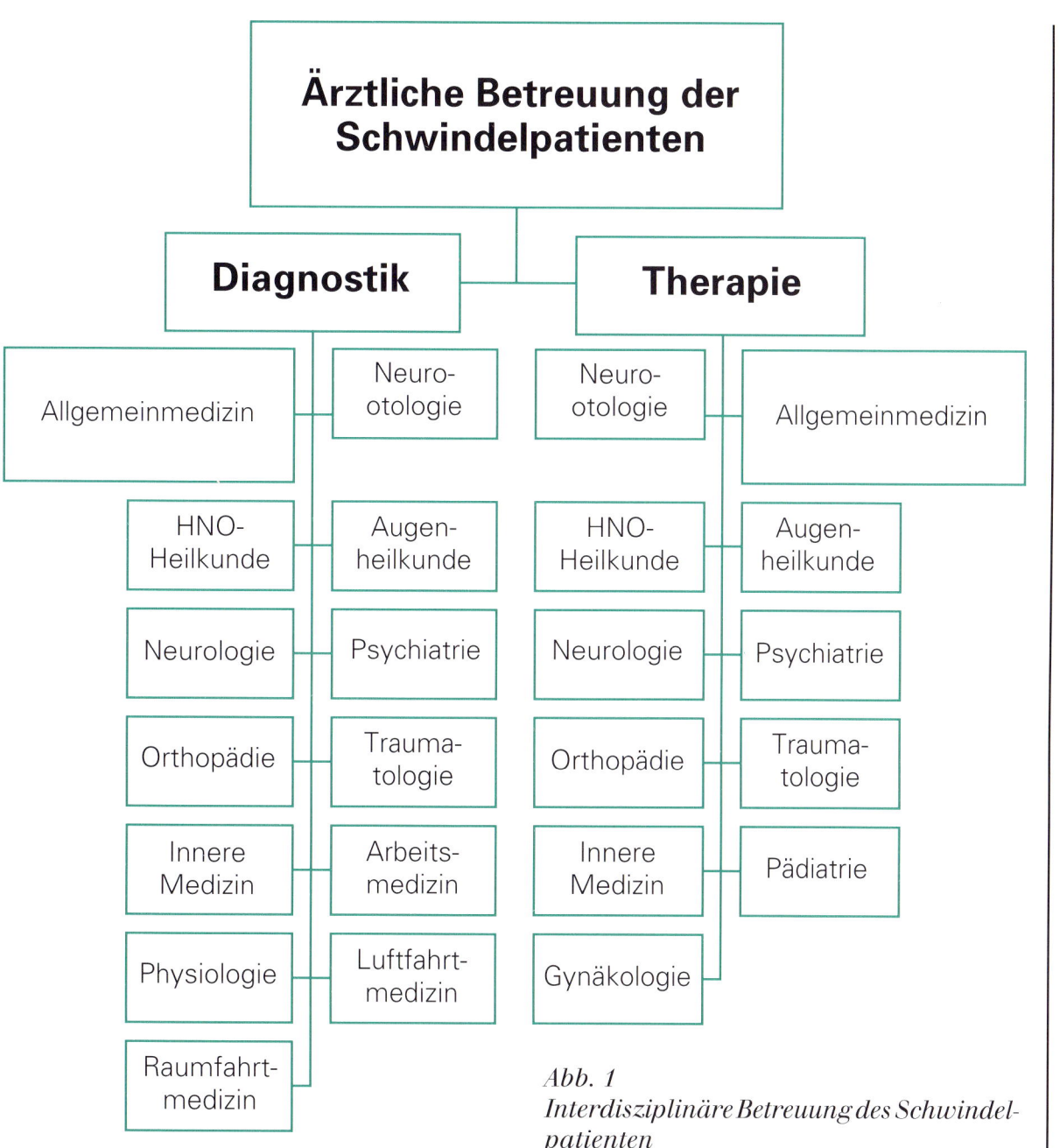

Abb. 1
Interdisziplinäre Betreuung des Schwindelpatienten

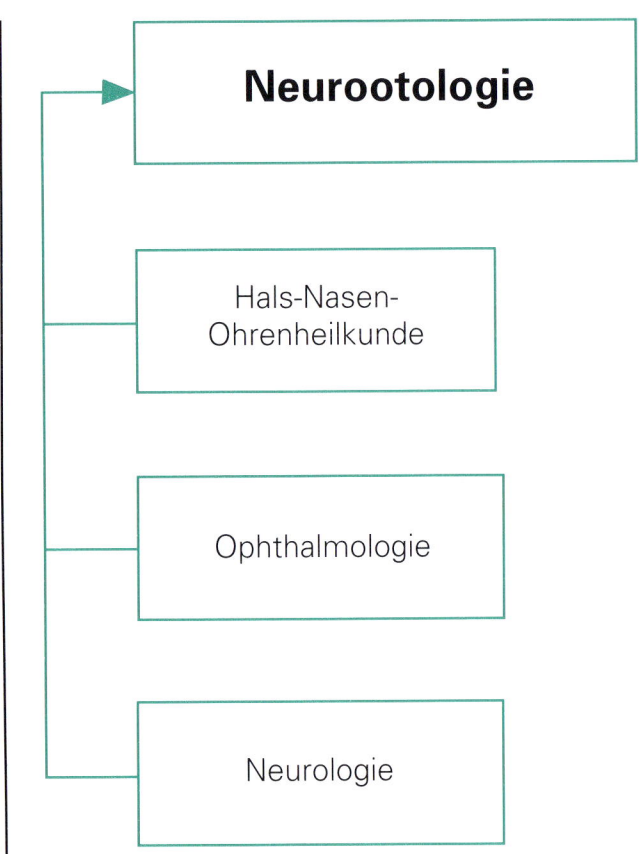

Abb. 2
Klinische Wurzeln der modernen Neuro-otologie.

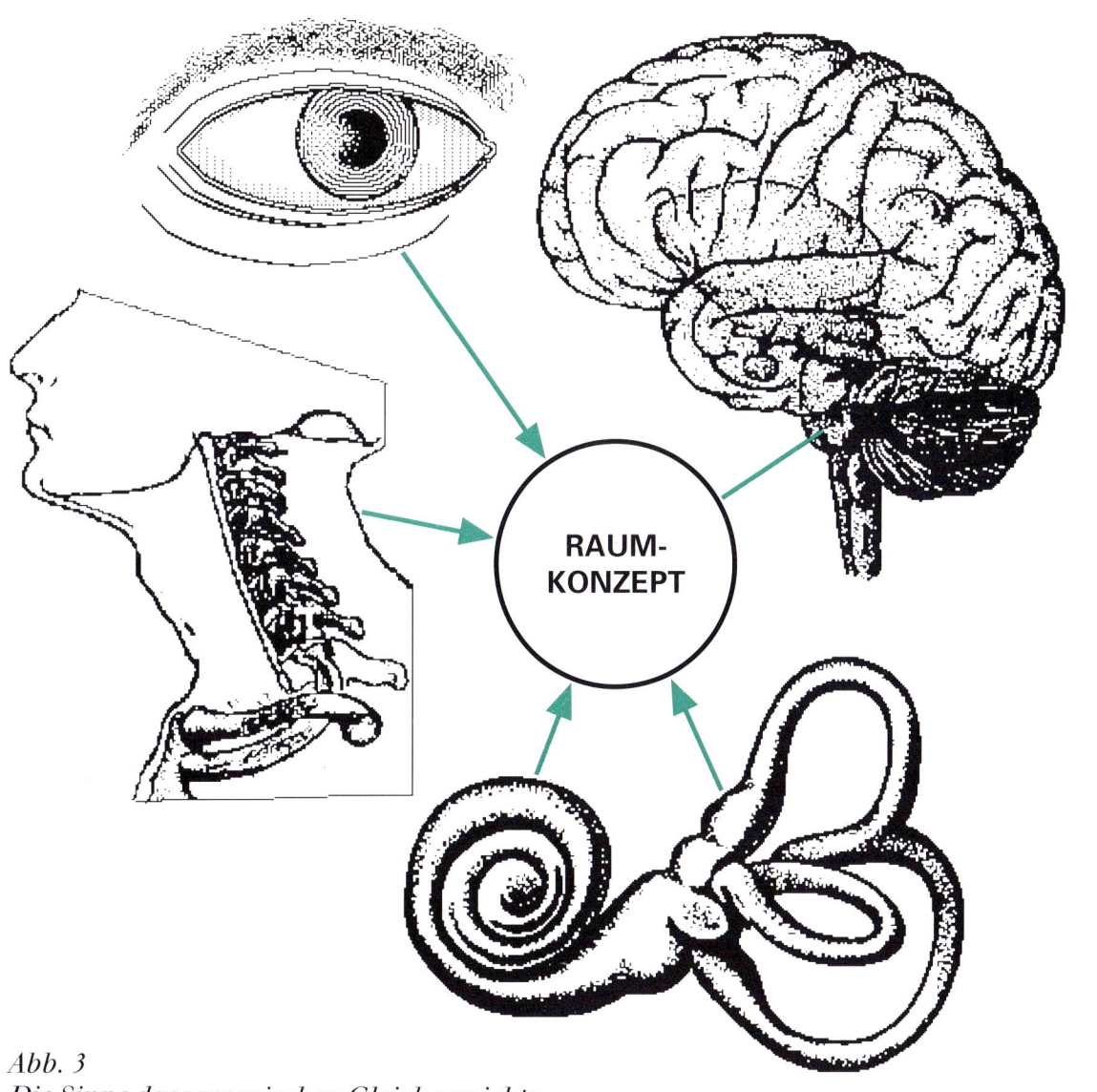

Abb. 3
Die Sinne der sensorischen Gleichgewichts–tetrade, bestehend aus vestibulärem Schweresinn im Innenohr, visuellem Sinn, propriozeptivem Sinn, mit besonderem Beitrag des Halses, und dem räumlichen Gehörsinn.

Schwindel als Ausdruck einer Kybernetopathie

Schwindel, Taumeligkeit und die schwindelbegleitenden Nauseareaktionen (s. Abb. 4) sind Gegenstand der Untersuchung und der Behandlung von Kopfsinnesstörungen. Die diagnostische und therapeutische Zuwendung gilt aber nicht nur den Sinnesorganen, sondern sie erstreckt sich vielmehr auf ein ganzes interaktives raumbezogenes Regulationssystem vom Rezeptor bis zum Effektor.

Um zu erklären, wie Schwindel entsteht, ist eines der wichtigen Modelle der Höhenschwindel: Der Mensch besitzt in seinen Innenohren Schwererezeptoren, die Otolithen. Sie werden durch die Schwerkraft auf den Erdmittelpunkt ausgerichtet. Als Kehrwert davon ist ein Oben in uns angelegt, um uns immer senkrecht zur Erdschwere aufzustellen. Der Mensch, der normalerweise auf einer Ebene steht, öffnet zusätzlich die Augen, blickt auf die größte Bezugsebene vor sich und richtet sich daran ebenfalls auf. Auf der ebenen Erdoberfläche – als alltägliche Umgebung – ist er in vestibulärer und visueller, d. h. in sensorischer Harmonie (s. Abb. 5).

Stellt man denselben Menschen nun auf die Kante eines Hochhauses, dann melden seine Otolithen bei geschlossenen Augen, er stehe richtig. Öffnet er aber die Augen, bemerkt er eine „unsichtbare Hand", die ihn in den Abgrund stürzen

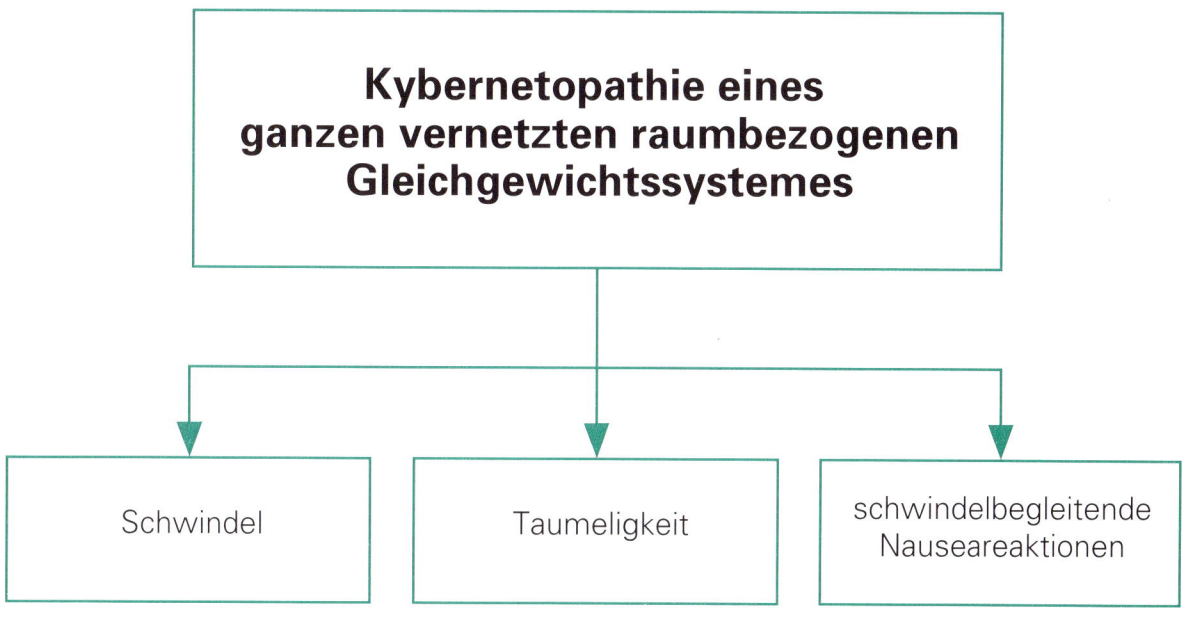

*Abb. 4
Hauptsymptome von Gleichgewichtsstörungen als Ausdruck einer Kybernetopathie.*

will. Sie will ihn aber nicht ganz in den Abgrund stürzen, sondern es ist der optische Aufrichtungsreflex, der ihn senkrecht zur größten vor ihm sichtbaren Bezugsebene einstellen will.

Dies ist aber die Hauswand, die steil vor ihm hinabzieht (s. Abb. 6). Das würde letztendlich für ihn als Gesamtergebnis aller Gleichgewichtsregelungen einen lebensgefährlichen Absturz bedeuten. Hier greift nun ein inneres Alarmsignal ein, nämlich das Vertigo-Symptom.

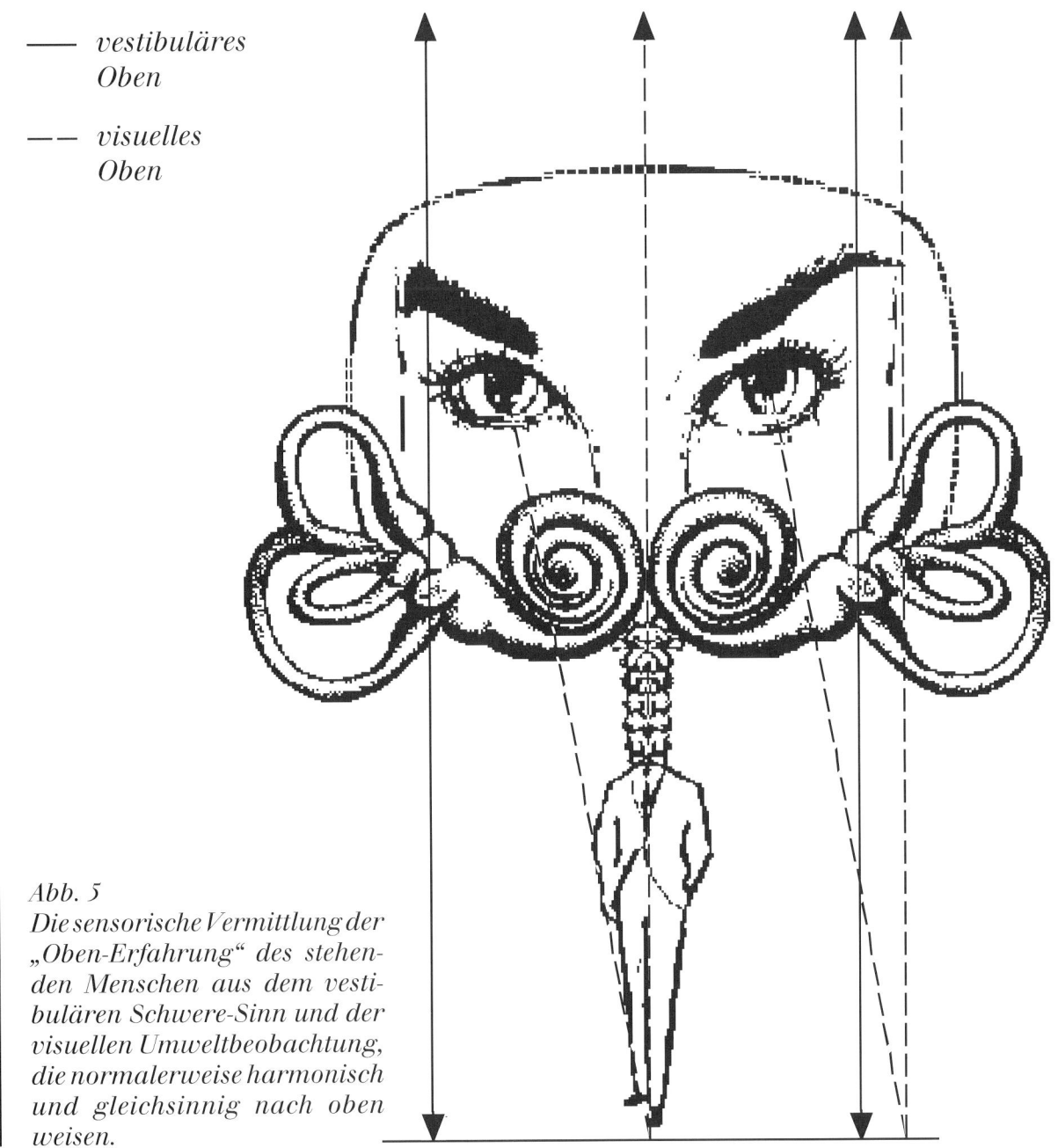

—— *vestibuläres Oben*

--- *visuelles Oben*

Abb. 5
Die sensorische Vermittlung der „Oben-Erfahrung" des stehenden Menschen aus dem vestibulären Schwere-Sinn und der visuellen Umweltbeobachtung, die normalerweise harmonisch und gleichsinnig nach oben weisen.

Abb. 6
Entwicklung von Höhenschwindel durch Umkippen der okulären Obenwahrnehmung beim Aufstellen an einer steil abfallenden optischen Bezugsebene. Das unveränderte vestibuläre „Schwere-Oben" führt zum Datenkonflikt.

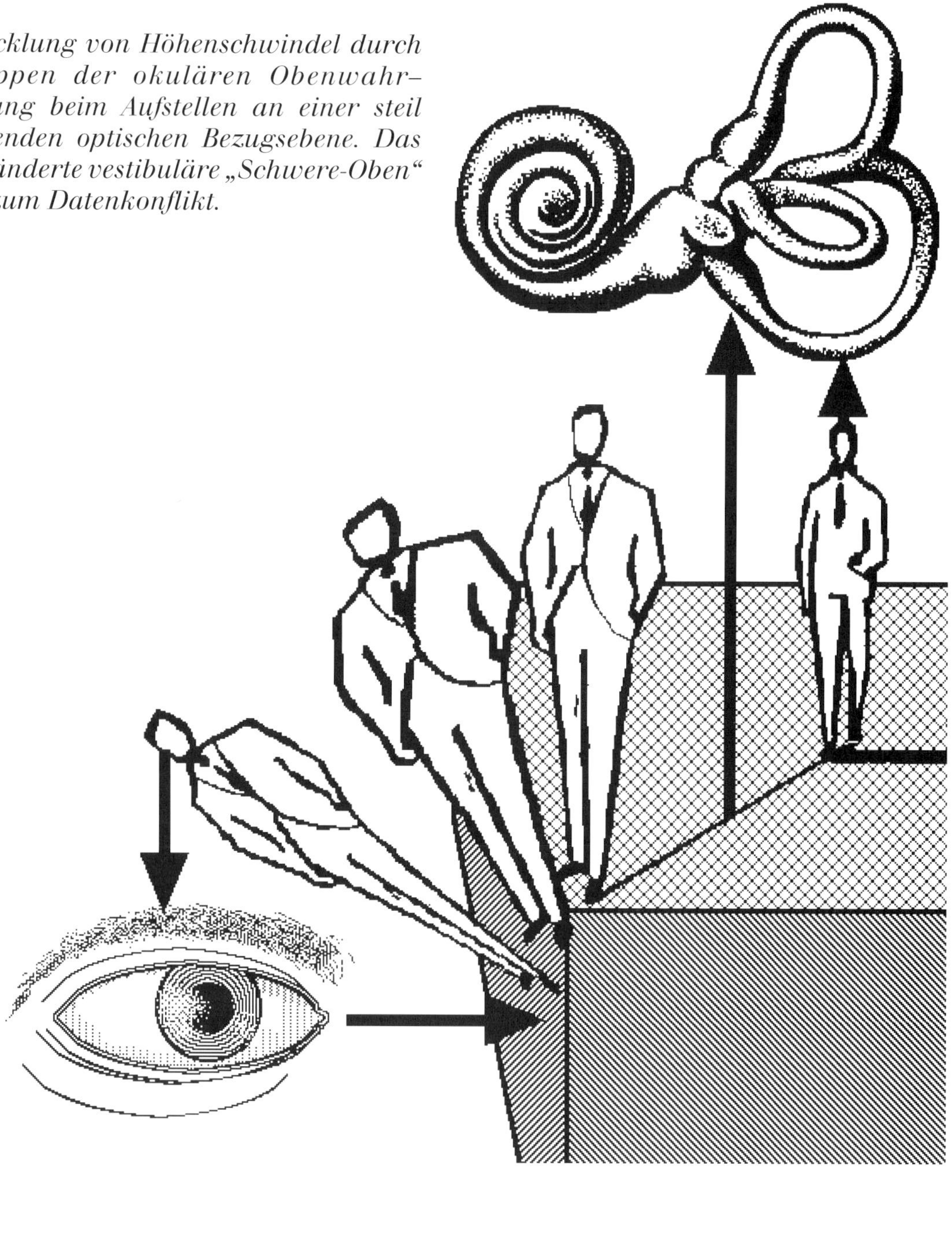

Dieser Datenkonflikt, der bis ins Bewußtsein durchschlägt, d.h. diese Error-Message des menschlichen Zentralnervensystems, äußert sich in einer Reihe von Schwindelsymptomen über Schwanken, Schwarzwerden-vor-den-Augen, Fallneigung bis hin zum Kollaps (s. Abb. 7).

Weitere Modelle für die physiologische Entstehung von Schwindel sind der Eisenbahnschwindel und die Seekrankheit (s. Abb. 8).

Der Mensch etabliert im Mittelhirn, im Mesencephalon, ein funktionelles Raumkonzept. Dort haben wir ein Raumzentrum, das uns einen Verhaltensraum als Informationsmuster erstellt. Dieses stabilisierende Bezugsmuster wird fort-

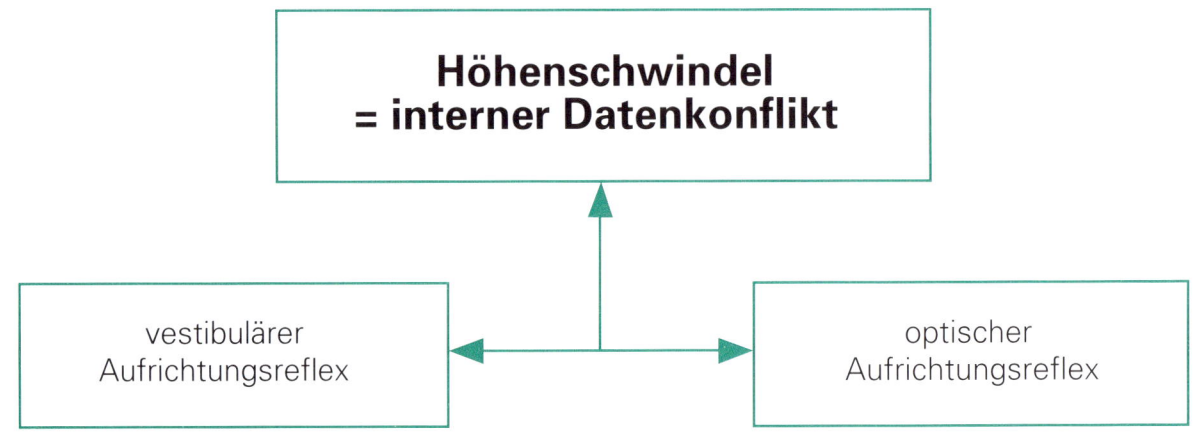

Abb. 7
Schwindel als Datenkonflikt.

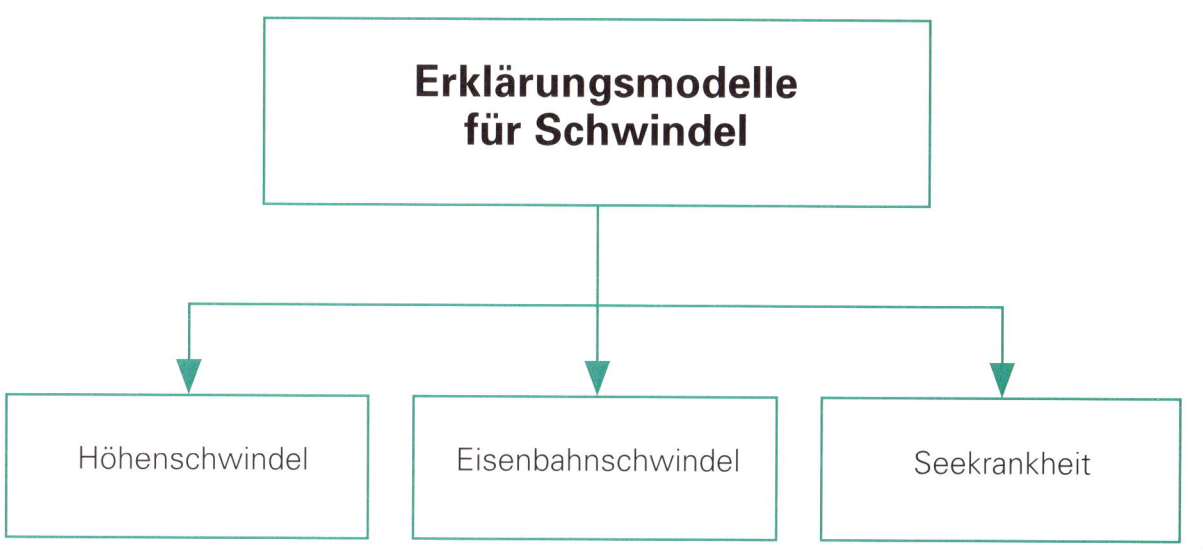

Abb. 8
Geläufige Erklärungsmodelle für Schwindelentstehung auf der Basis eines Datenkonflikts.

laufend abgefragt und über vestibuläre, optische, sowie über kinästhetische Informationen korrigiert. Die Halsmuskeln sind dabei Fühler und Stellglied zugleich. Ferner wird es ergänzt über die akustischen Ortungssignale.

Vier verschiedene Sinne (s. Abb. 3) tragen unterbewußt Informationen zusammen, die verflochten und eingeübt werden, so daß in uns ein Raummuster entsteht. Dieses Üben bzw. Programmieren des Gesamtsystems ist ein lebenslang fortzusetzender Prozeß. Ein kleines Kind hat erst einmal Schwierigkeiten, überhaupt den Blick zu finden, dann den Kopf gezielt zu bewegen und sich schließlich auf den Beinen zu halten. Ältere Menschen werden wieder wie Kinder, wenn die einzelnen Sinne durch degenerative Veränderungen nicht mehr schlüssig ineinanderpassen. Wenn erst einmal die zum Teil gestörten Rauminformationen miteinander in Konflikt geraten, dann beginnt z.B. der Altersschwindel.

In der Folge des Presbyvertigo ist bei älteren Menschen oft eine ganz gefährliche Entwicklung zu beobachten, die sich dahingehend auswirkt, daß sie sich aus Angst vor einer entstehenden Unsicherheit möglichst wenig bewegen wollen. Dann gilt für sie aber aufgrund der Übungsverminderung, die sich ständig verschlimmernd auswirkt, das alte Sprichwort: „Wer rastet, der rostet!" Für die Aufrechterhaltung des angemessenen menschlichen Raumverhaltens ist es sehr wichtig, daß dieses durch Übung fortlaufend restabilisiert wird.

Für den Krankheitsfall mit Schwindel gibt es eine ganze Reihe von Erklärungsmodellen. Eines der am besten verständlichen ist das des einseitigen Vestibularisausfalles. Der häufigste Vestibularisausfall entsteht durch einen Innenohrinfarkt.

Der Mensch vermindert durch dieses Ereignis dramatisch den Informationstonus der beiden Vestibularorgane. Der Hirnstamm fragt aber weiter ständig den Tonus beider Vestibularorgane (s. Abb. 5) ab. Das Zentralnervensystem interpretiert diese Situation dann so, wie wenn sich die betreffende Person in einer Kreiselbewegung befindet. Für die Richtung der Drehempfindung ist entscheidend, daß das vorangehende Sinnesorgan mehr Informationen liefert und das nachfolgende weniger. Als Ergebnis erlebt der Patient einen Drehschwindel. Bedeutende und häufige Symptome von degenerativen Alterssinnesstörungen sind Presbyvertigo und Presbyataxie (s. Abb. 9), d.h. Altersschwindel und Alterstaumeligkeit.

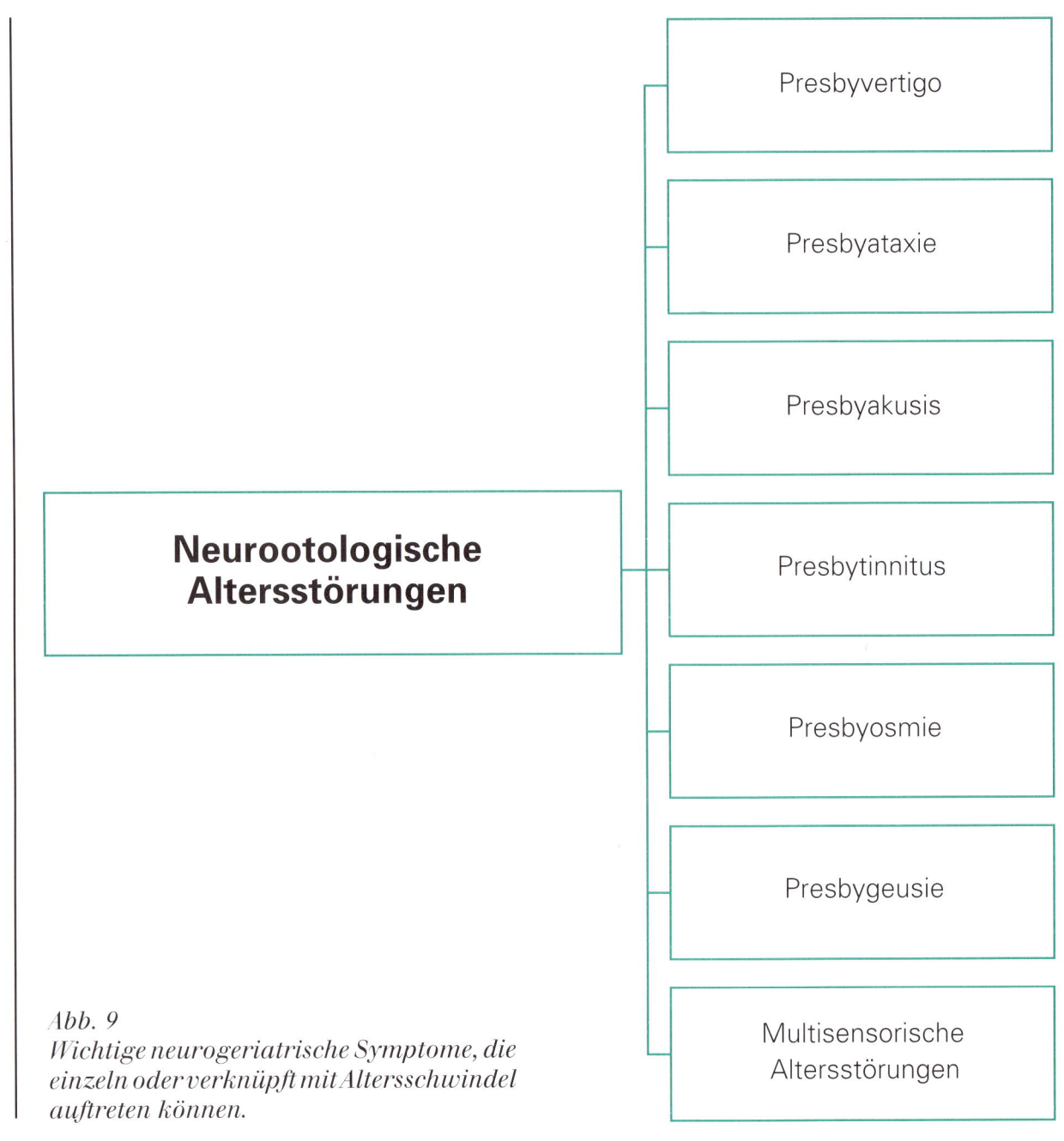

Abb. 9
Wichtige neurogeriatrische Symptome, die einzeln oder verknüpft mit Altersschwindel auftreten können.

F. H. Kemper
H. Schmid-Schönbein (Hrsg.)

Rökan
Ginkgo biloba EGb 761

**Band 1
Pharmakologie**

Chemie und Pharmakokinetik
Rheologie und Gefäße
Membranprotektion
Blut-Hirn-Schranke
Antiödematöse Effekte
Neurotransmitter und Hirnstoffwechsel

Deutsche Ausgabe

Neu – *der aktuelle Stand der Pharmakologie von Ginkgo biloba*

**Rökan Ginkgo biloba
Band 1**

180 Seiten mit
22 Abbildungen

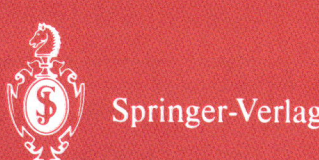

Springer-Verlag

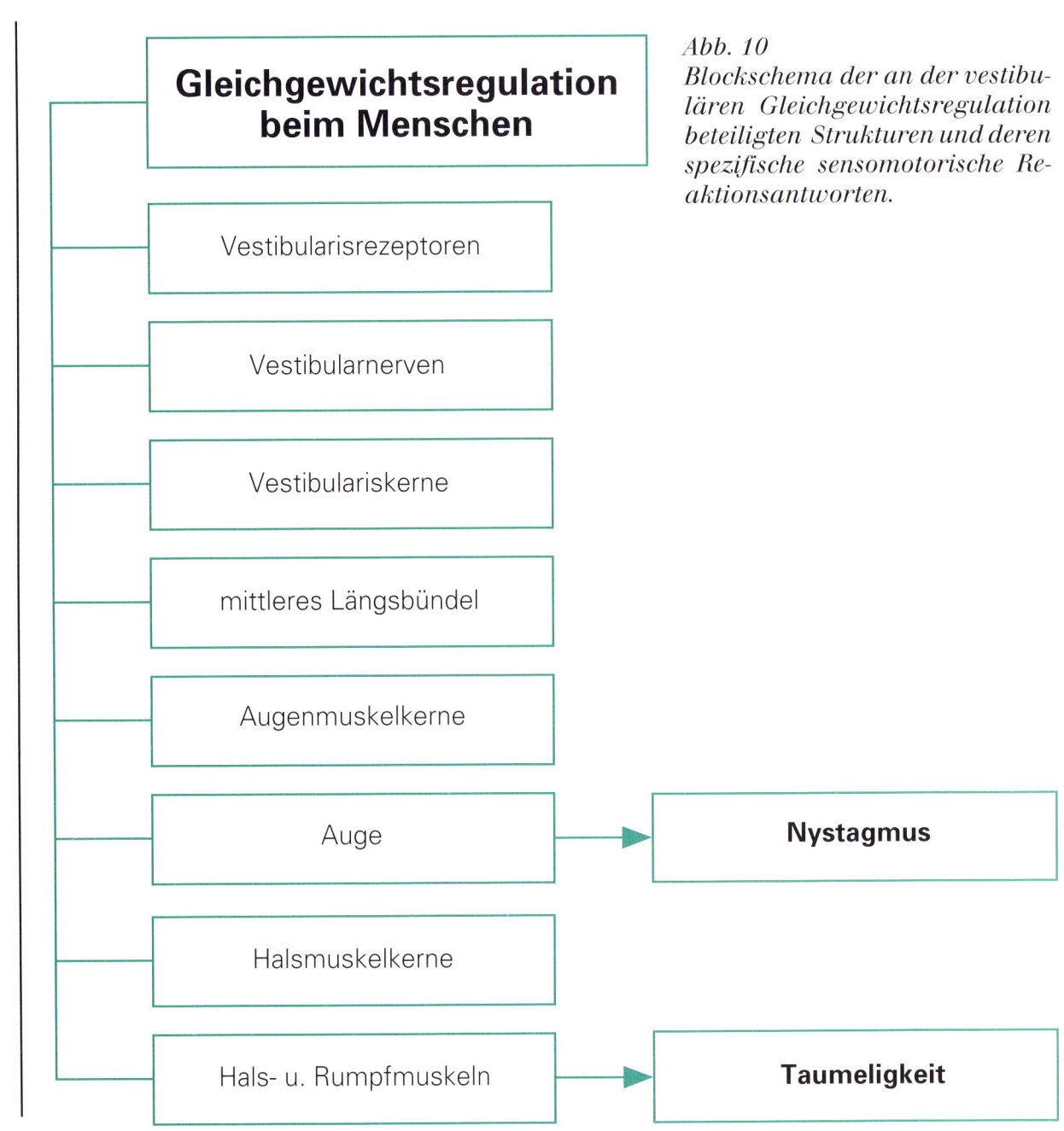

Abb. 10
Blockschema der an der vestibulären Gleichgewichtsregulation beteiligten Strukturen und deren spezifische sensomotorische Reaktionsantworten.

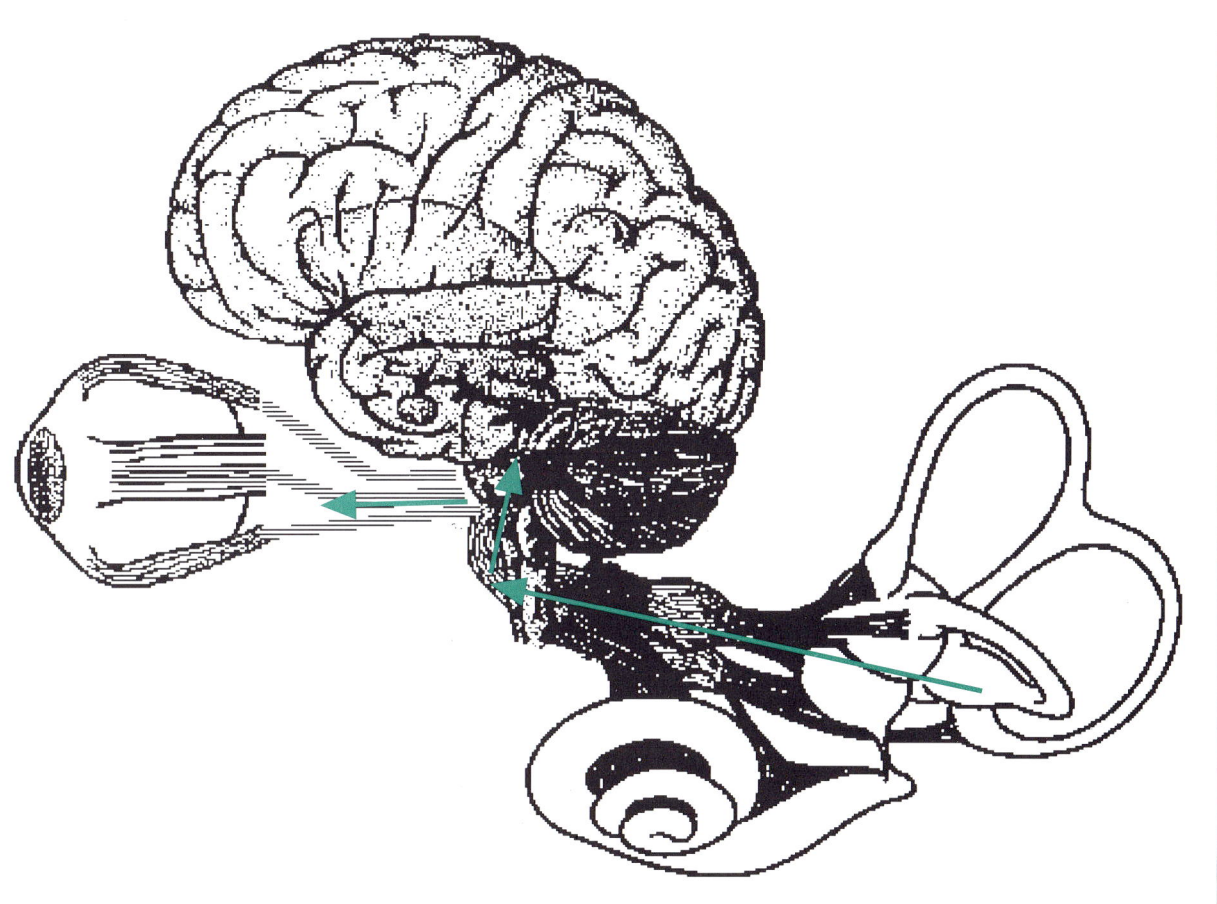

Abb. 11
Vestibulo-okuläre Bahnenverbindungen zwischen der Cupula des lateralen Bogenganges, nach Durchlaufen des Hirnstammes zu den äußeren Augenmuskeln. Hauptprüfbahn der sogenannten kalorischen und rotatorischen Vestibularisprüfung.

Sinnesphysiologische Grundlagen der Neurootologie

Abb. 10 und 11 zeigen relevante neuroanatomische Strukturen auf dem Längsschnitt des menschlichen Gehirns. Es beginnt bei den Vestibularisrezeptoren, die die codierten Informationen über die Vestibularnerven über den Kleinhirnbrückenwinkel in die Vestibulariskerne einspeisen. Diese liegen im Zentrum des mittleren Längsbündels. Die vestibulären Informationen dienen der Wahrnehmung unserer Schwere-Raum-Beziehung, d.h. unserer Trägheitsnavigation. Daraufhin erfolgen entsprechende körpermotorische Antworten, am Auge als typische Blickstabilisierungsreaktionen mit einem Nystagmus und am Rumpf mit Kopf-Körper-Bewegungen, z.B. von der Halsmuskulatur. Man weiß heute, daß die Halsmuskulatur nicht nur ein Stellglied, sondern auch ein Meßfühler ist. Wenn wir vom HWS-Schwindel sprechen, meinen wir oft eigentlich einen Halsmuskeltonusdysregulationsschwindel.

Die moderne neurootologische Topodiagnostik bei Schwindelzuständen

Die Kopfsinnesfunktionen des vestibulären Schweresinnes, des Gehörs und zugeschalteter weiterer Sinne wie der Propriozeptivität, der visuellen Umweltorientierung und anderer mehr erfolgt heute überwiegend mit empfindlichen neurophysiologischen Meßverfahren. Dennoch ist dabei für den Kliniker aber auch heute noch die Analyse der subjektiven Beschwerden mittels einer umfangreichen neurootologischen Anamnese unerläßlich.

Vor etwa 20 Jahren wurde von uns ein 4-Wege-Schema zur Analyse der Schwindelzustände angegeben (s. Abb. 12). Es zielt psychophysisch auf die Schwindelbeschwerden und die vegetativen Nausea-Beschwerden. Dem steht andererseits die objektive und quantitative Untersuchung der sensomotorischen Reaktionen gegenüber. Mit ihrer Hilfe sollte man sich topodiagnostisch um eine systematische Gleichgewichtsfunktionsanalyse (Nystagmus, Kopf-Körper-Taumeligkeit) bemühen. Technisch einfacher, nach Art eines Siebtests, kann man die Kopf-Körper-Taumeligkeit mittels der Cranio-Corpo-Graphie als Indikator für periphere und zentrale Gleichgewichtsstörungen untersuchen.

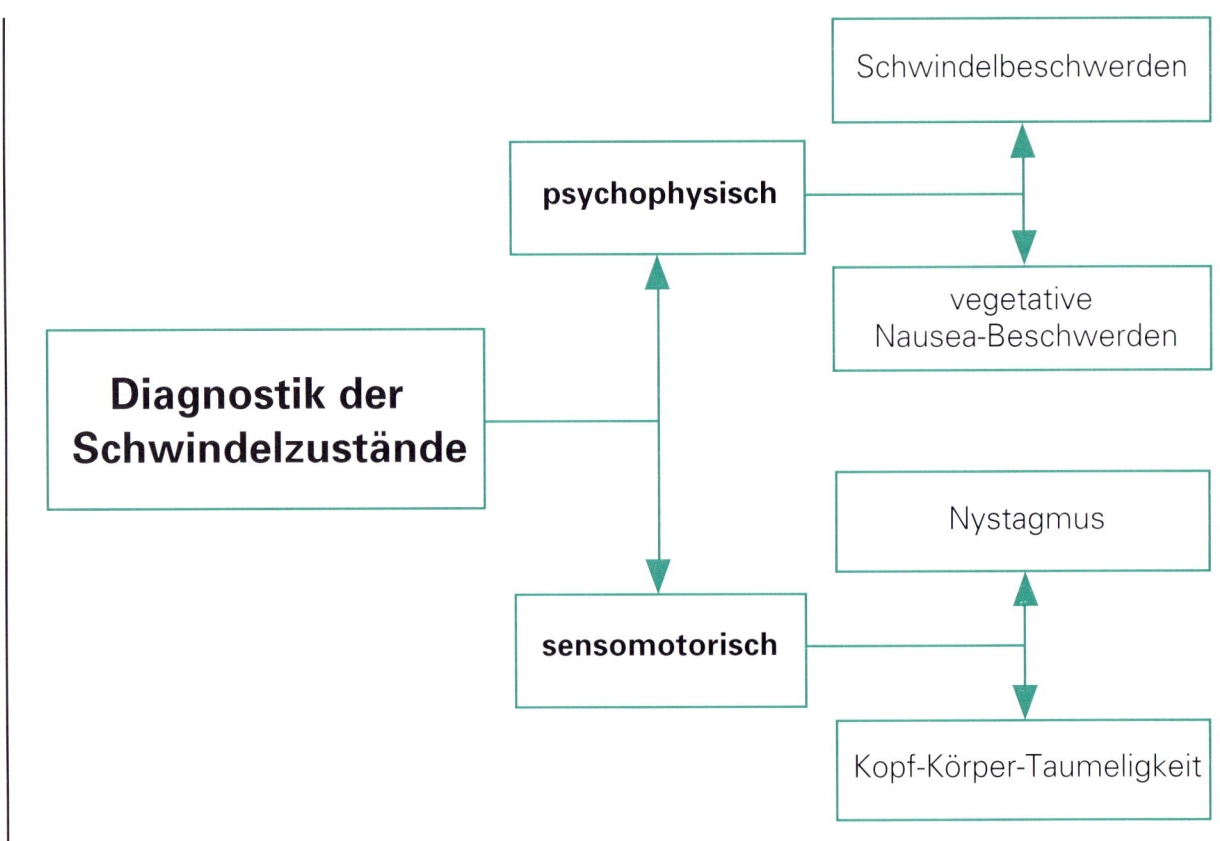

Abb. 12
Objektive und subjektive Analysewege bei Schwindel.

In der Datenbank NODEC IV, über 9 Altersdekaden mit 10.335 Patienten, sind z.B. die wesentlichen Vertigo- und Nauseasymptome nach Befragung mit dem Anamneseschema NODEC aufgelistet. Anhand dieser Datenbank kann man u.a. die Frage klären, welche Symptomenkonstellation typisch für Altersschwindel ist. Die 3 typischen Symptome des Altersschwindels sind Schwanken, das Gefühl der Unsicherheit, sowie die Fallneigung (s. Abb. 13).

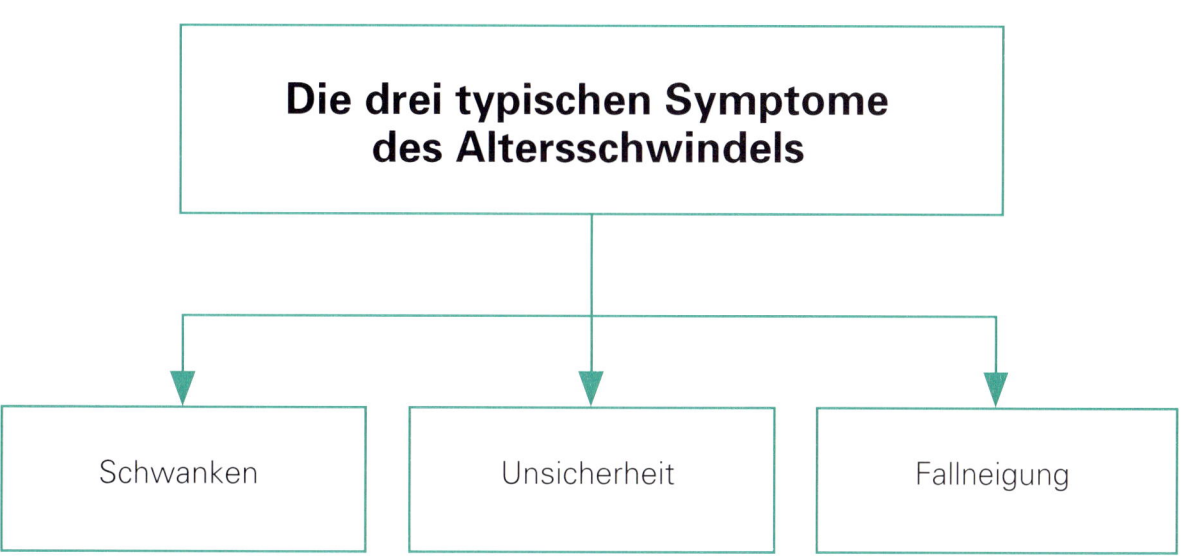

Abb. 13
Hauptsymptome des Altersschwindels mit trendmäßiger Zunahme im höheren Alter.

Die neurootologische Anamnese hat sich bei der Analyse von 30.000 Krankheitsfällen in den Datenbanken NODEC I-IV als sehr empfindliches Instrument zum Erkennen von Befundveränderungen im Behandlungsverlaufe erwiesen (s. Abb. 14).

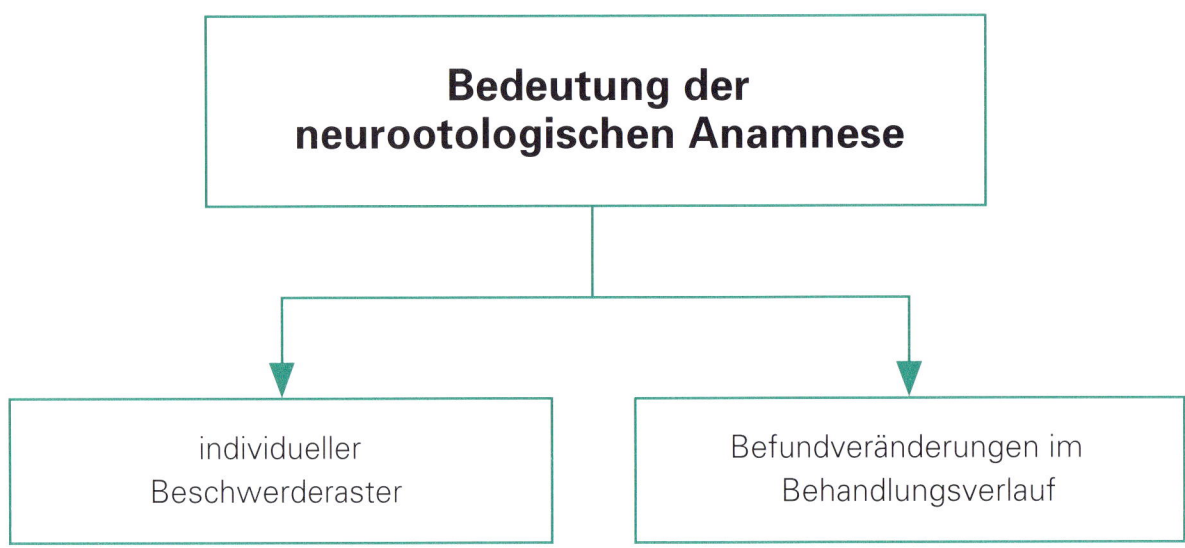

Abb. 14
Die beiden Hauptrichtungen der neurootologischen Anamnese bei Schwindelpatienten.

Nachfolgend werden einige Statistiken bezüglich typischer Anamnesedaten aus NODEC IV wiedergegeben (Tab. 1-4):

Tab. 1
Geschlechtsverteilung bei 10.335 neurootologischen Patienten der neurootologischen Datenbank NODEC IV (mittleres Alter 42,6 ± 17,5 Jahre), sowie Aufteilung dieser Datenbank in 25-Jahres-Altersklassen.

Kollektiv	NODEC IV	0-25 J.	26-50 J.	51-75 J.	≥76 J.
Gesamt	10.335	1.927	4.604	3.643	134
Männer	5.803	1.023	2.699	1.904	62
Frauen	4.524	805	1.902	1.736	71

Tab. 2
Vertigo-, Nausea- und Hörsymptome bei 10.335 neurootologischen Patienten aus NODEC IV. Die prozentualen Angaben der Tabelle beziehen sich auf die Ausgangskollektive in Tab. 1.

Kollektiv	NODEC IV	0-25 J.	26-50 J.	51-75 J.	≥76 J.
Schwankschwindel	39,0 %	0,6 %	40,3 %	46,6 %	51,5 %
Liftgefühl	5,3 %	2,7 %	6,3 %	5,5 %	2,2 %
Drehschwindel	36,0 %	19,7 %	39 3 %	39,9 %	36,6 %
Fallneigung	19,7 %	8,4 %	20,3 %	24, 6 %	20,2 %
Schwarzwerden-vor-den-Augen	19,8 %	14,4 %	20,9 %	21,3 %	13,4 %
Unsicherheitsgefühl	35,3 %	16,3 %	35,9 %	43,6 %	51,5 %
Schweißausbrüche	11,9 %	5,9 %	13,8 %	13,7 %	6,0 %
Übelkeit	30,1 %	14,5 %	34,5 %	32,8 %	21,6 %
Würgen	3,7 %	1,2 %	4,3 %	4,3 %	1,5 %
Erbrechen	15,2 %	6,4 %	16,6 %	17,7 %	14,9 %
Kollaps	5,8 %	3,0 %	5,5 %	7,7 %	6,0 %
Ohrgeräusche	44,8 %	24,4 %	46,2 %	53,7 %	41,0 %
Hörverminderung	53,3 %	3,6 %	50,2 %	66,4 %	75,4 %

Tab. 3
Dauer des Schwindelleidens an sich bei 10.335 neurootologischen Patienten aus der Datenbank NODEC IV. Die prozentualen Befundangaben beziehen sich auf die Ausgangskollektive in Tab. 1.

Kollektiv	NODEC IV	0-25 J.	26-50 J.	51-75 J.	≥76 J.
Stunden	0,2 %	0,2 %	0,2 %	0,1 %	
Tage	4,4 %	3,4 %	5,2 %	3,8 %	3,0 %
Wochen	10,1 %	6,8 %	11,1 %	10,7 %	9,0 %
Monate	17,0 %	12,3 %	18,4 %	17,5 %	14,2 %
Jahre	35,0 %	17,3 %	36,6 %	41,4 %	48,5 %
Jahrzehnte	2,5 %	0,6 %	1,6 %	4,6 %	4,5 %

Bei Betrachtung der Grundleiden der Patienten fällt der mit zunehmendem Alter anwachsende Anteil von Herz- und Kreislaufleiden in der Statistik auf (Tab. 4). Aetiologisch besteht eine Beziehung zwischen cardialen Störungen und bestimmten Nystagmusveränderungen (s. Abb. 15). Gefäßveränderungen in den zuführenden Hirngefäßen, wie auch in den Innenohrversorgungsgefäßen müssen ebenfalls häufig für Schwindelanfälle verantwortlich gemacht werden (s. Abb. 16).

Tab. 4
Grundleiden mit Einfluß auf die Schwindelzustände bei 10.335 neurootologischen Patienten der Datenbank NODEC IV. Die prozentualen Angaben bei der nach Altersklassen gegliederten Tabelle beziehen sich auf die Ausgangskollektive in Tab. 1.

Kollektiv	NODEC IV	0-25 J.	26-50 J.	51-75 J.	≥76 J.
Hypertonus	13,1 %	3,8 %	10,8 %	20,3 %	26,5 %
Zustand nach Apoplex	0,7 %		0,2 %	1,6 %	3,0 %
Herzinsuffizienz	9,7 %	1,2 %	5,5 %	18,5 %	29,6 %
Zustand nach Herzinfarkt	1,3 %	0,1 %	0,8 %	2,5 %	3,8 %
Diabetes mellitus	5,2 %	0,2 %	2,8 %	10,3 %	14,5 %
HWS-Syndrom	5,2 %	1,1 %	5,0 %	7,7 %	6,7

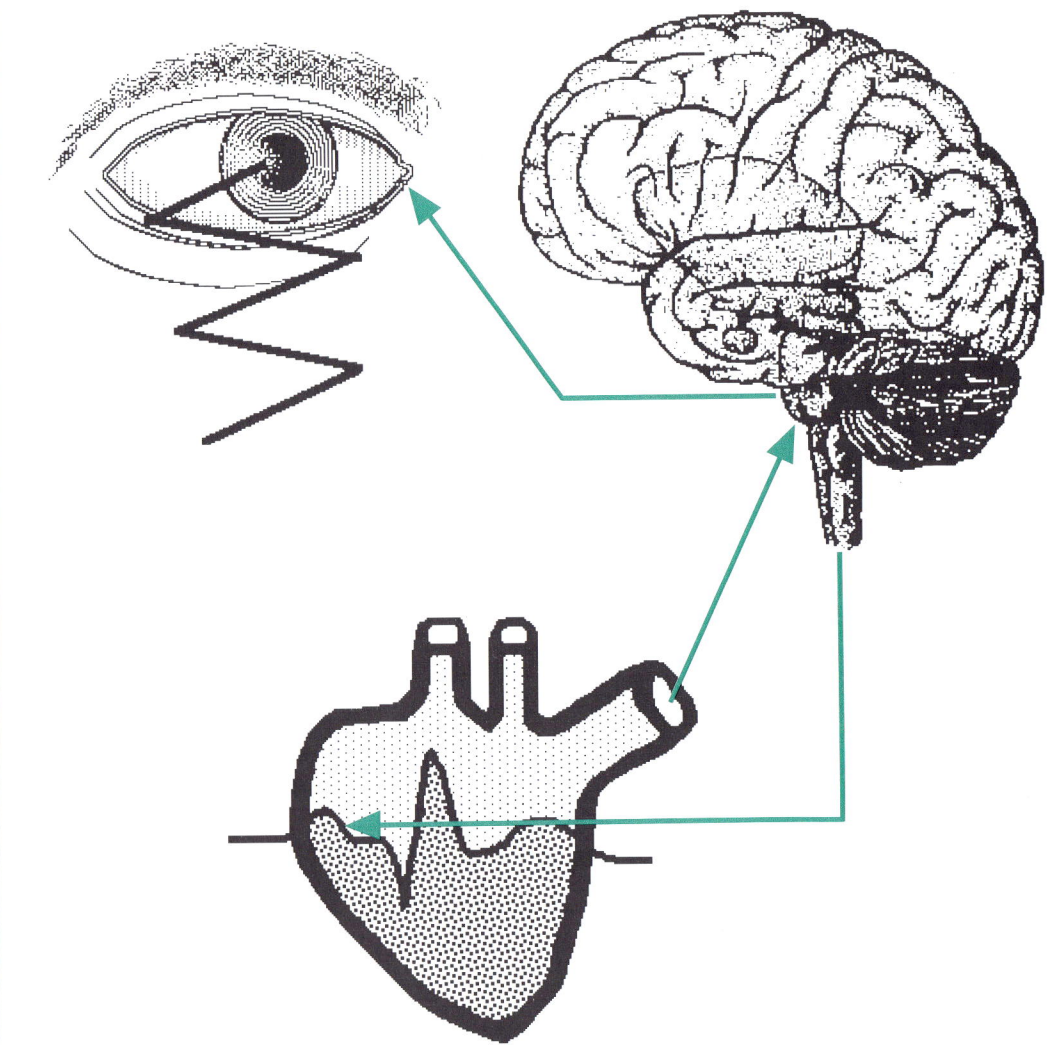

Abb. 15
Duale cardiale Beeinflussung des Gleichgewichtssystems durch einerseits zentrale regulatorische Einflüsse auf die Herzfunktion und andererseits cardial bedingte Veränderungen der Blutversorgung des Hirnstammes und des Innenohres.

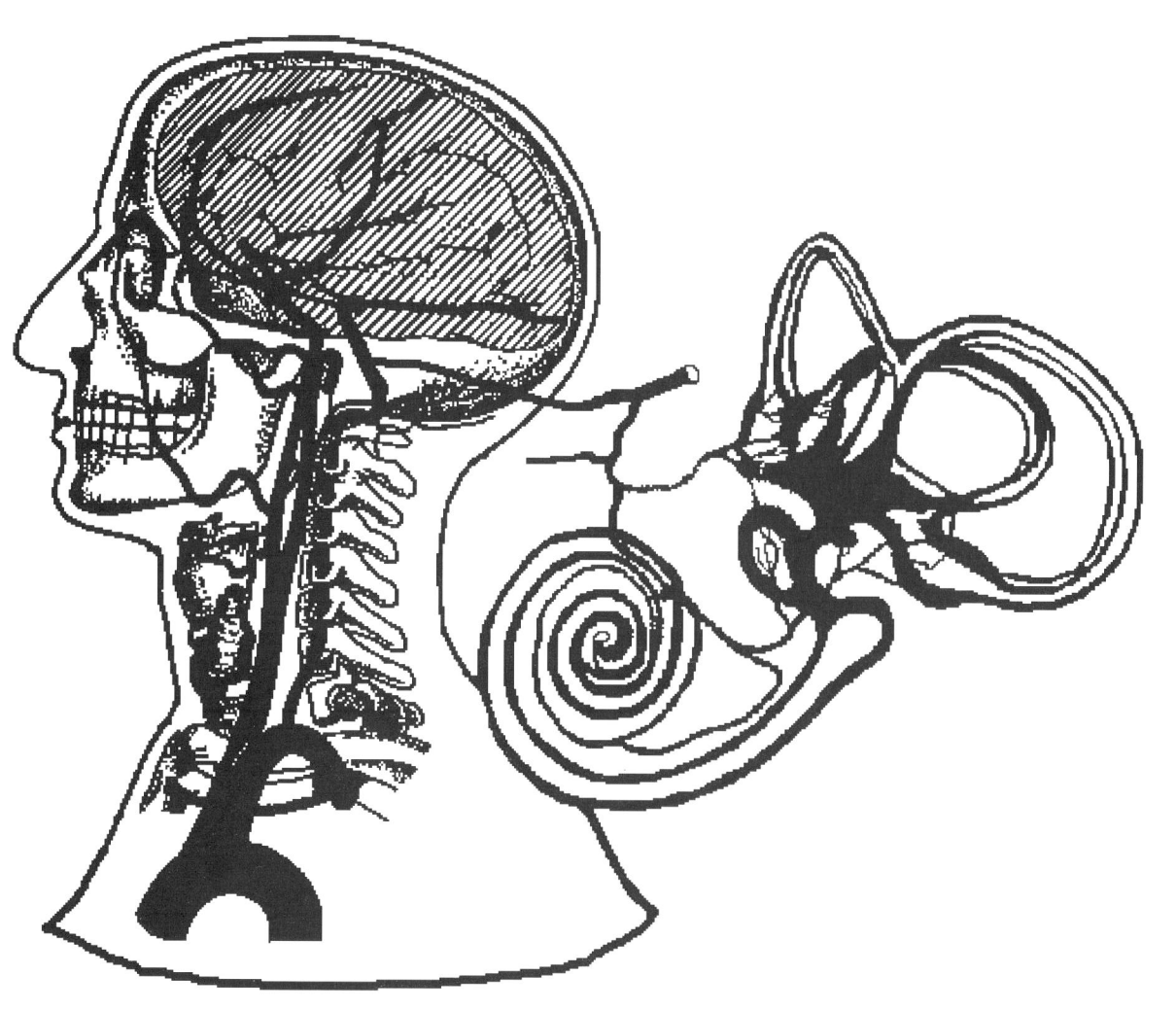

Abb. 16
Extra- und intracranielle Gefäßversorgung gleichgewichtsrelevanter ZNS- und Rezeptor-Strukturen.

Klinische Aequilibriometrie

Die Aequilibriometrie ist die Methode der messenden Untersuchung der menschlichen Gleichgewichtsregulation. Die klinische Aequilibriometrie folgt den 4 diagnostischen Arbeitsrichtungen, die in Abb. 17 dargestellt sind. Dazu zählen wir die systematische Untersuchung des subjektiven Schwindels und der Nausea mit Hilfe des neurootologischen Anamnesebogens NODEC III und die objektive Messung von Nystagmusreaktionen und Kopf-Körper-Bewegungsmustern. Dazu zählen elektronische Meßverfahren, wie die Elektronystagmographie, bzw. die computerausgewertete polygraphische Elektronystagmographie (System NYDIAC) und die sehr einfach anzuwendende fotooptisch registrierende Cranio-Corpo-Graphie. Letztere wird heute auch im Rahmen des arbeitsmedizinischen Vorsorgegrundsatzes G 41 als objektiver und quantitativer Siebtest eingesetzt. Hinzu kommt neuerdings noch die Messung der Hirnrindenprojektionen der Gleichgewichtsreaktionen mittels des Brain Electrical Activity Mapping (BEAM), welche sich bei uns in der klinischen Erprobung befindet.

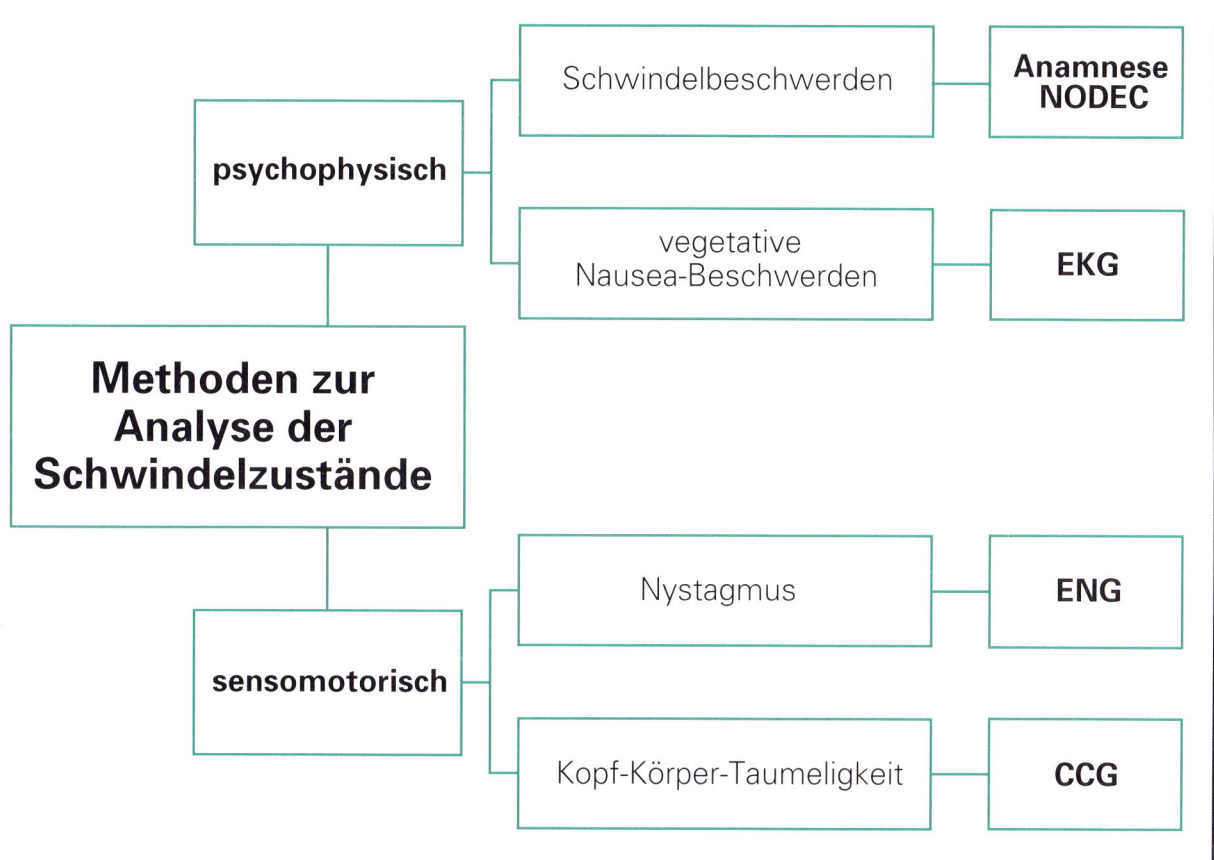

Abb. 17
Die vier grundlegenden Untersuchungsmethoden zur Analyse von Schwindelzuständen.

Der okuläre Nystagmus mit seinem typischen Signal aus schnellen und langsamen Bewegungsphasen (s. Abb. 18) eignet sich besonders für die topodiagnostische monaurale kalorische Differenzierung peripherer Vestibularishemmungen (s. Abb. 19), diffuser zentraler Hirnstammenthemmungen (s. Abb. 20), supratentorieller Nystagmusrichtungsenthemmungen (s. Abb. 21) usw. Die Synopsis der gemessenen Reaktionsdynamiken der 4 kalorischen Reaktionen und des Spontannystagmus schafft das Schmetterlingskennlinienmuster nach Claussen (s. Abb. 19-21) mit seinen typischen Befundkonstellationen.

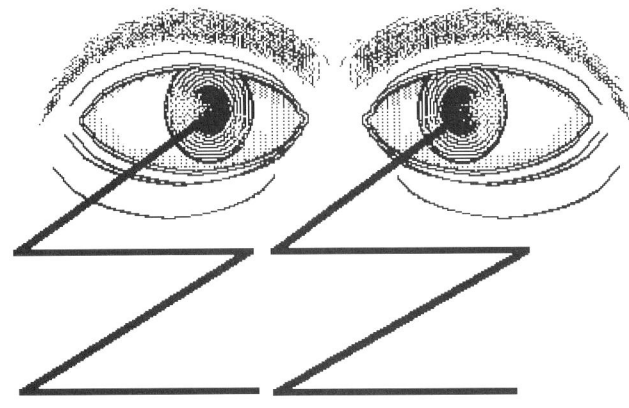

Abb. 18
Koordinierter Horizontalnystagmus.

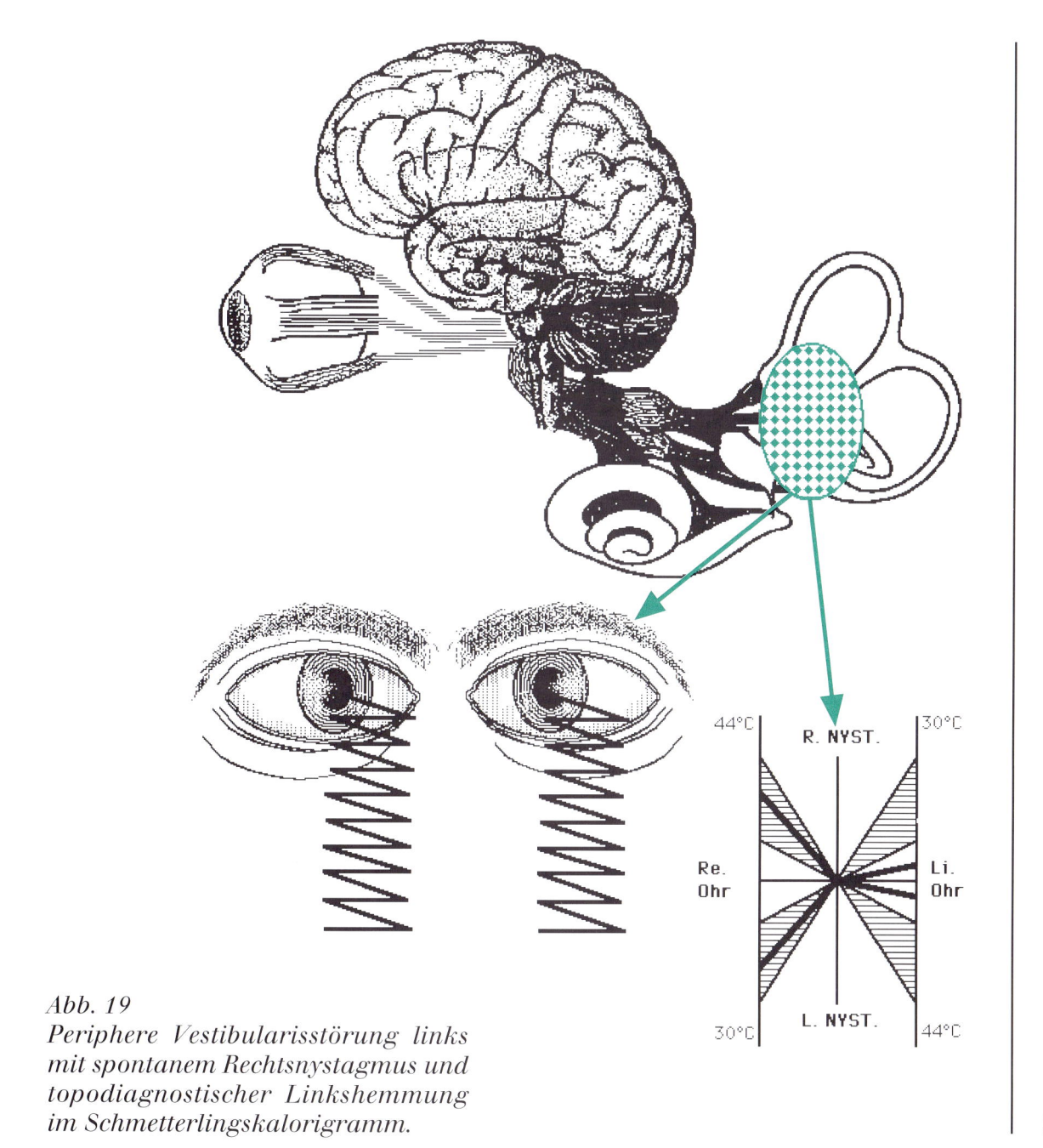

Abb. 19
Periphere Vestibularisstörung links mit spontanem Rechtsnystagmus und topodiagnostischer Linkshemmung im Schmetterlingskalorigramm.

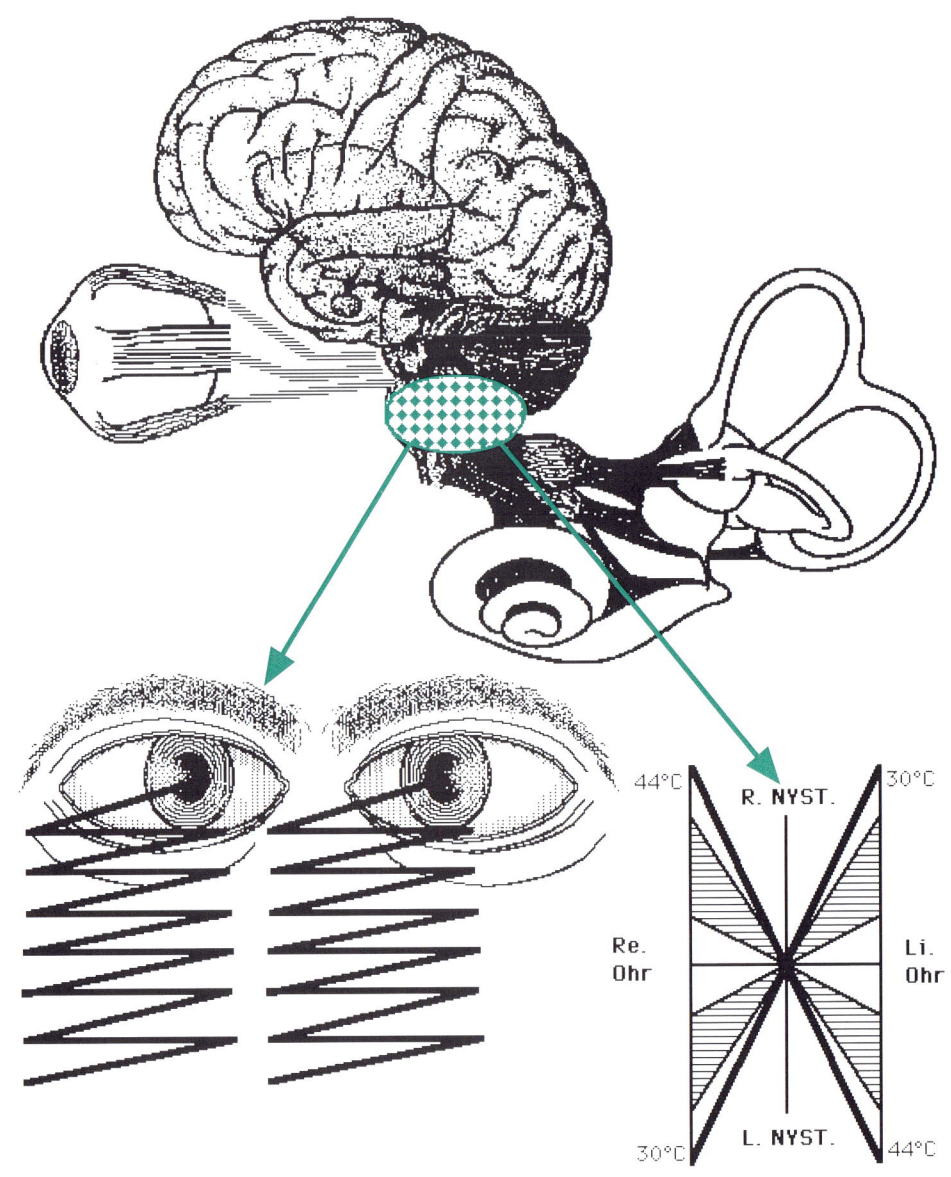

Abb. 20
Grobschlägige cerebello-ponto-medulläre Nystagmusenthemmung mit großem Kalorisationsschmetterling.

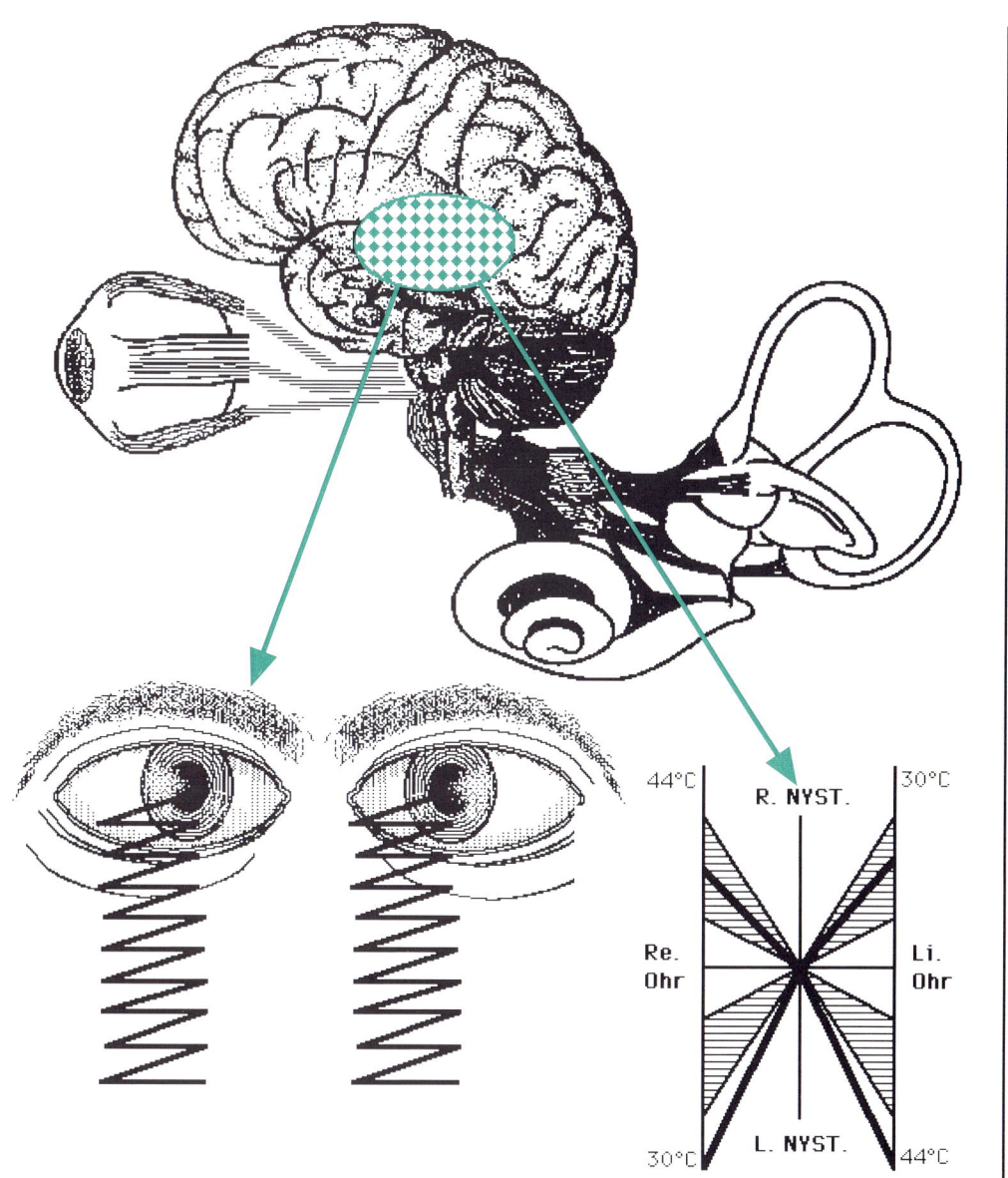

Abb. 21
Parieto-temporale Nystagmusstörung links mit Kalorisationsschmetterling, die Enthemmungsrichtung (nystagmus preponderance) nach links überwiegt.

Bei der Cranio-Corpo-Graphie trägt der Patient einen Schutzhelm mit je einem Glühlämpchen über Stirn und Hinterhaupt und je ein Lämpchen auf beiden Schultern. Über einen Konvexspiegel an der Decke nimmt eine Polaroidkamera die Bewegungsleuchtspuren fortlaufend auf. Es entsteht ein radarbildähnliches Kopf-Körper-Bewegungsmuster beim Tretversuch nach Unterberger bzw. beim Stehversuch nach Romberg. Die klinisch bedeutendsten Reaktionsmuster des Tretversuch-CCGs sind (s. Abb. 23) die zentral vergröberten Schwankungen der Hirnstammtaumeligkeit (Z) und die periphervestibuläre Seitenabweichung (P) mit schmalen Schwankungen.

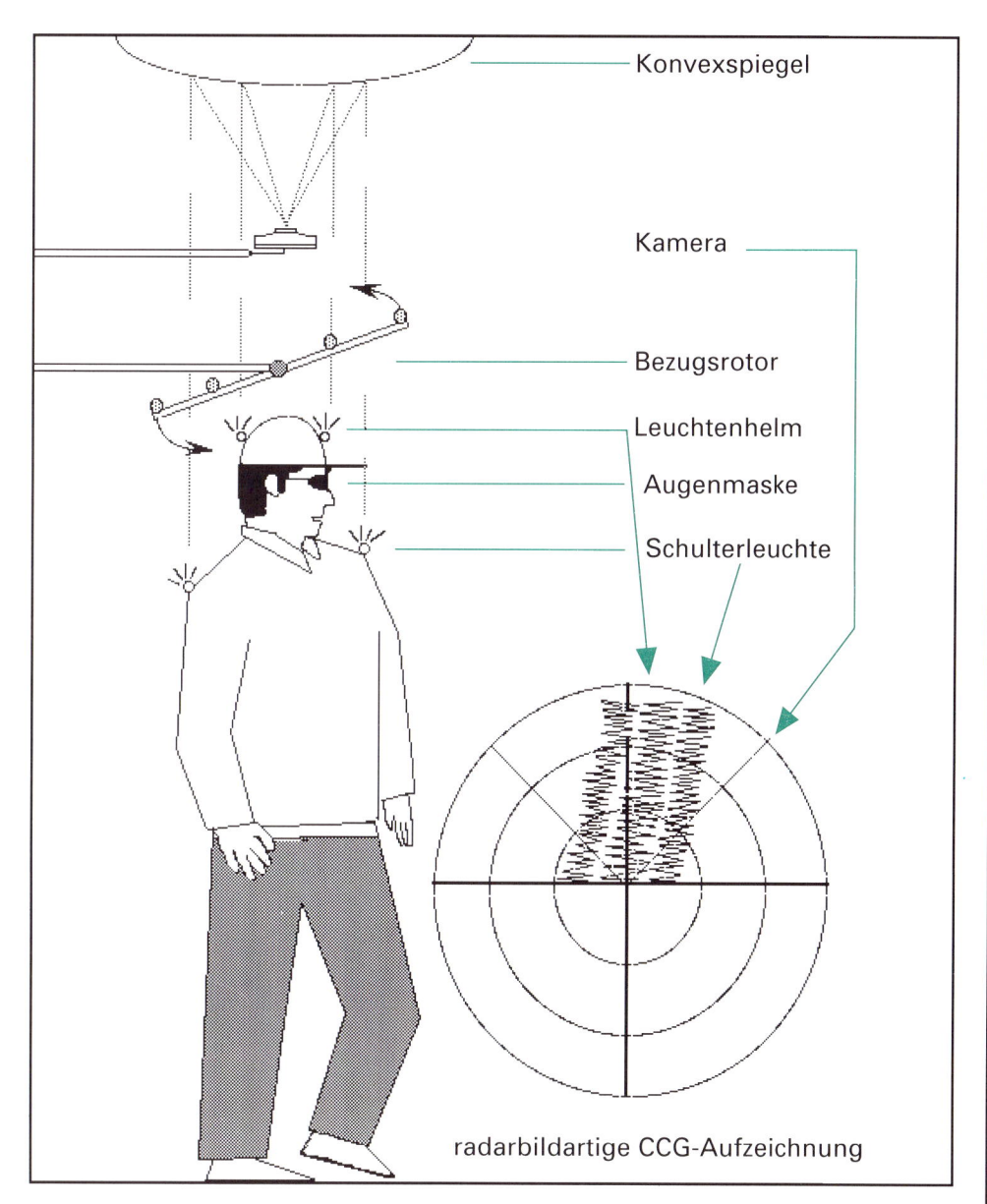

Abb. 22
Untersuchungsanordnung und Schema der Cranio-Corpo-Graphie (CCG).

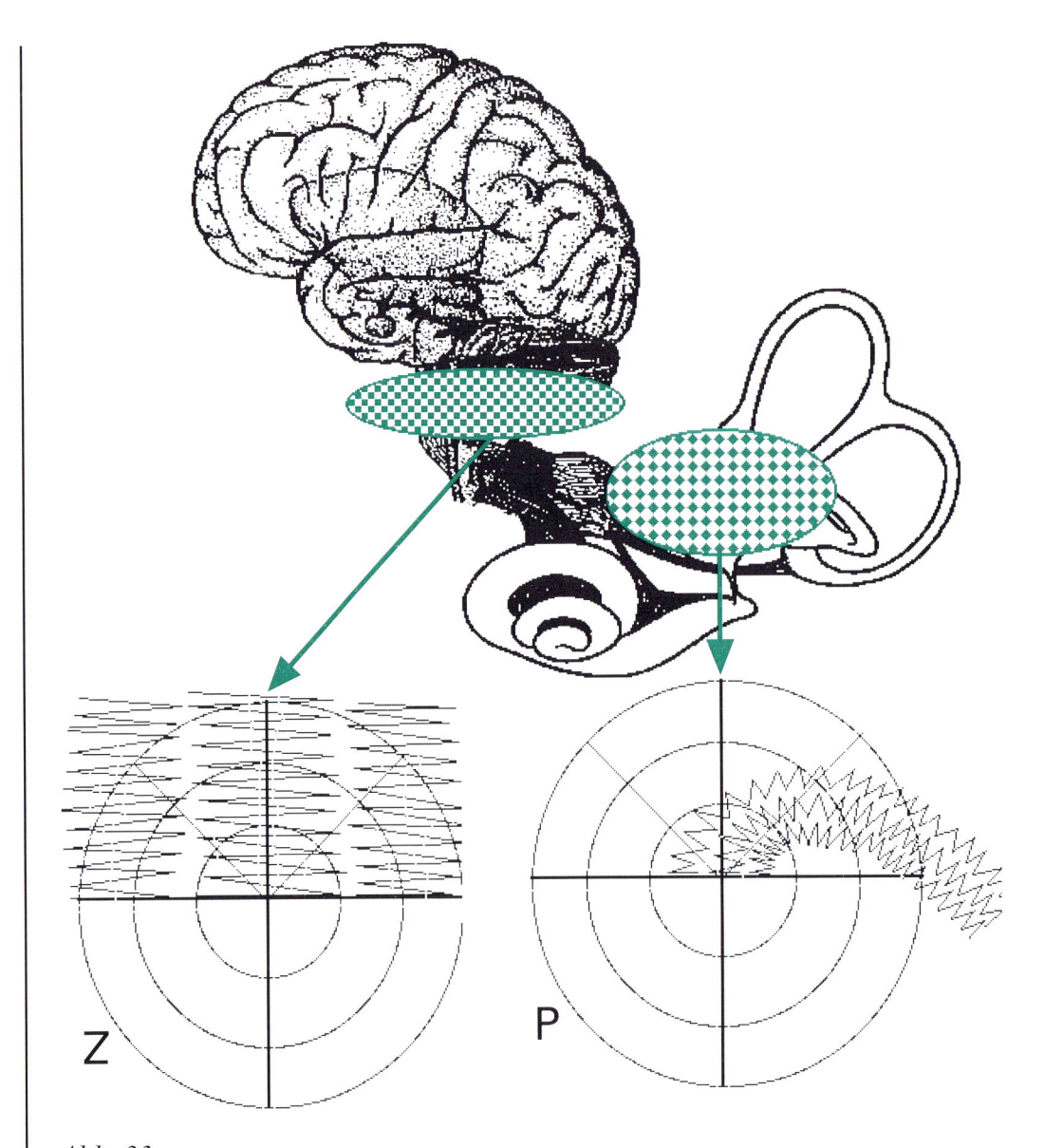

Abb. 23
CCG-Muster typischer zentraler (Z) und linksseitiger peripherer (P) vestibulospinaler Gleichgewichtsfunktionsstörungen.

Klinische Schwindelleiden

In den vorangegangenen Abschnitten haben wir funktionelle neurootologische Läsionsbefunde beschrieben, die mit den heutigen aequilibriometrischen Untersuchungsmethoden verifizierbar sind (s. Abb. 19-23). Vom Typ her nennen wir solche Krankheiten auch neurootologische Software-Störungen, wenn sie rein funktionell bedingt sind (s. Abb. 24), bzw. Hardware-Störungen, wenn sie überwiegend anatomisch bedingt sind. Klinisch gilt es ferner, die Brücke zu bestimmten Krankheiten zu schlagen, die sowohl funktionell, als auch in der Struktur der Gewebe und Zellen verankert sind.

Diese nennen wir dann kombinierte neurootologische Hardware- und Software-Störungen (s. Abb. 24). Daneben gibt es aber auch reine Kybernetopathien i. S. der Software-Störungen, denen keine pathohistologisch faßbaren Substrate entsprechen, wie z.B. die Kinetosen. Morphologisch faßbare Erkrankungen mit Vertigo, Nausea, Tinnitus und Hörverminderung, die entweder das gesamte Spektrum dieser subjektiven Symptome und objektiven Befunde oder nur einzelne Komponenten aufweisen, sind in Tabelle 5 dargestellt.

Funktionsschema der Schwindelkrankheiten

Hardware-Störungen
- Akustikusneurinom
- Felsenbeinfraktur
- Multiple Sklerose

Software-Störungen
- Kinetose
- Agoraphobie (Höhenschwindel)

Kombinierte anatomische und funktionelle Störungen
- Presbyataxie

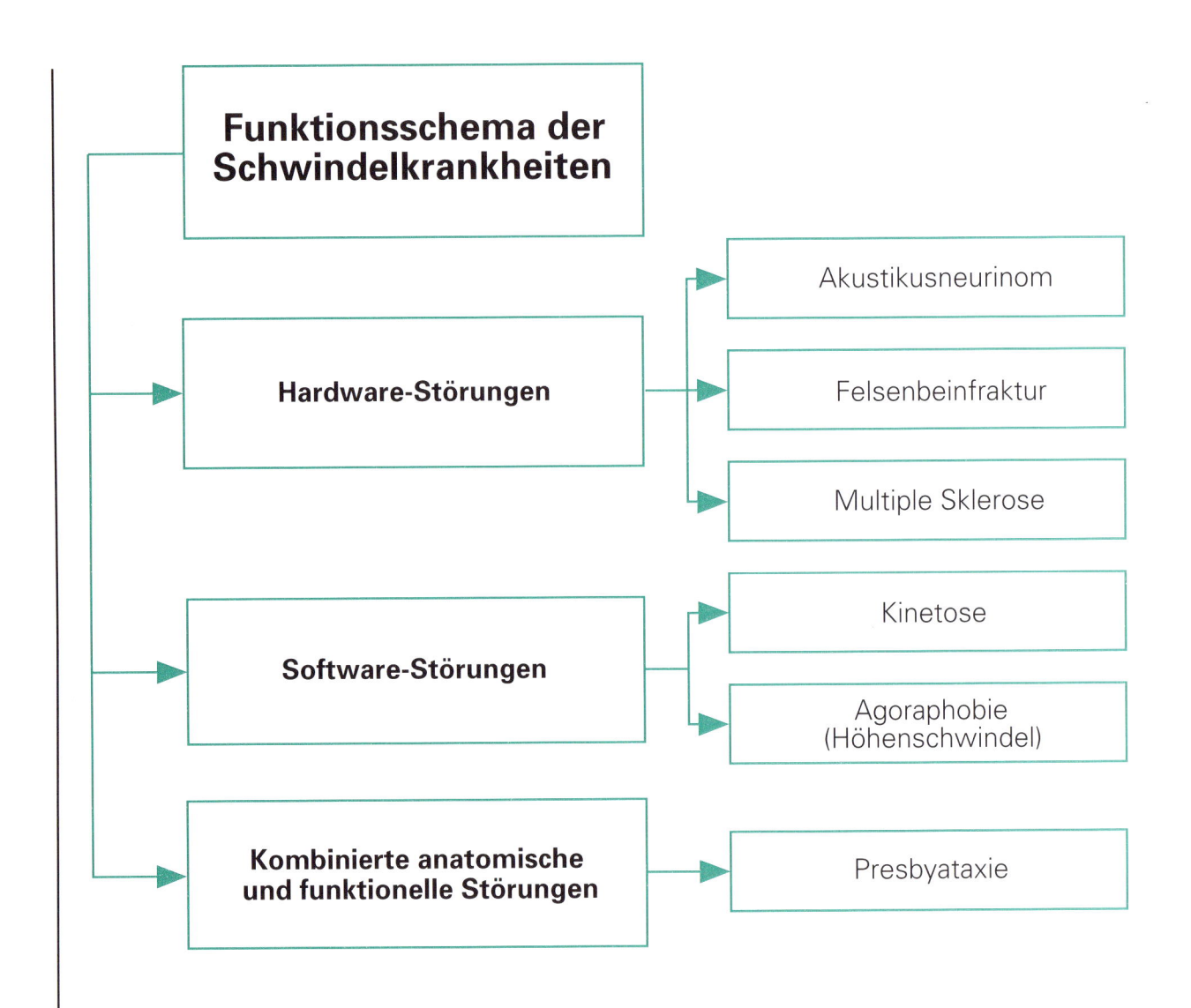

Abb. 24
Unterteilung von "Hardware- und Software-Störungen" bei Schwindel.

Tab. 5
Topographisch geordnete Beispiele für sowohl funktionell als auch morphologisch nachweisbare Erkrankungen mit Vertigo, Nausea, Tinnitus und/oder Hörverminderung.

Funktionell anatomischer Erkrankungsbereich	Krankheitsbilder
Innenohrrezeptoren (vestibulär, cochleär)	Vaskulärer Innenohrinfarkt Otitis interna, viraler oder bakterieller Genese Commotio labyrinthi Kapselotosklerose Intoxikation mit aminoglykosidischen Antibiotika Retinitis pigmentosa
Nervus octavus	Felsenbeinfraktur Neuronitis nervi vestibularis Neuronopathia nervi vestibularis Akustikus-Neurinom Meningitis Tumormetastasen
Tiefer Hirnstamm	Vertebralisinsuffizienz Basilarisinsuffizienz PICA-Syndrom HWS-Trauma Basiläre Impression Platybasie Syringomyelie und/oder Syringobulbie Multiple Sklerose Olivendysgenesien Olivopontocerebelläre Ataxie Hirnstammintoxikationen (Kohlenmonoxyd, Phenol usw.) chronisch toxische Enzephalopathie

Funktionell anatomischer Erkrankungsbereich	Krankheitsbilder
Höherer Hirnstamm	TIA = Temporary Ischaemic Attack PRIND = Prolonged Ischaemic Neurological Deficit oberes Stammhirntrauma Enzephalitis Multiple Sklerose Spezifische Infektionen (TBC, Lues) Stenosen der Arteria cerebri posterior Aquäduktstenosen Morbus Wilson Basale Meningeome Sonstige Hirntumoren
supratentorielle bes. temporo-parietale Läsionen	Temporallappentrauma mit oder ohne Hämatombildung Kortikale Atrophie durch Hunger oder Trauma Morbus Alzheimer Temporo-Parietallappentumoren Temporale Epilepsie Enzephalitis Zystizerkose Hirnabszesse
Auge	Augenmuskelparese (Abduzens) Dezentralisierter Brillenfokus Okuläres Schielen Netzhautblutung Glaukom
Hals	Halsmuskeltonus-Dysregulationsschwindel HWS-Trauma

Die in Tabelle 5 vorgestellten Erkrankungen bilden nur einen Teil der vorkommenden vielfältigen pathologischen

Ereignisse, die den strangförmigen Hirnausschnitt vom Temporallappen durch den Tentoriumschlitz hindurch und weiter durch den Hirnstamm bis zum Hinterhauptsloch befallen können.

Diffuse vaskuläre, aber statistisch häufige Erkrankungen wie die TIA (Temporary Ischaemic Attack) oder PRIND (Prolonged Ischaemic Neurological Deficit), die recht häufig mit Schwindelzuständen verknüpft sind, bedürfen der Kooperation des Neurootologen mit dem Internisten, der die Herz-Kreislauf-Verhältnisse angemessen regulieren muß, um die notwendige Versorgung des Gehirnes und des statoakustischen Rezeptorbereiches zu gewährleisten. Das gleiche gilt für diabetische oder urämische Stoffwechselentgleisungen als Ursache von Dysaequilibriumzuständen.

Die modernen neurootologischen Untersuchungsverfahren ermöglichen einen neuartigen, nicht-invasiven Zugang zu den Strukturen des menschlichen Sinnessystems. In ihrem Gefolge erwarten wir als Neurootologen engere diagnostische und therapeutische Verflechtungen zwischen den verschiedenen medizinischen Fächern wie Hals-Nasen-Ohrenheilkunde, Augenheilkunde, Neurologie, Innere Medizin, Traumatologie und Orthopädie.

Diagnostisch gesteuerte Vertigotherapie

Vielfältige Störungen interferierender Informationen in besonderen Lebenssituationen können zu Schwindel als bewußt erlebtem Datenkonflikt im Inneren und zu Taumeligkeit als äußerlich sichtbare Kopf-Körper-Steuerungsstörung im motorischen Bereich führen. Solche Störungen müssen aber nicht nur zwangsläufig in den vestibulären, visuellen, kinästhetischen oder akustischen einlaufenden Informationen begründet sein (s. Abb. 6-8). Im Krankheitsfalle bestehen vielfach kleinere oder größere Schädigungen in den verschiedenen Hirnzentren.

Das menschliche Raumkonzeptzentrum im Mesencephalon arbeitet eng verknüpft mit der paramedianen pontinen und der paramedianen prätektalen Formatio reticularis (s. Abb. 11 und 12) zusammen. Auf das menschliche Gleichgewichtssystem bezogen kann man feststellen, daß die Gleichgewichtsregulation in einer komplizierten sensomotorischen Verbindung Sehen, Hören, den vestibulären Gleichgewichtssinn und die Tiefensensibilität in Muskeln, Sehnen und Gelenkapparat miteinander vereinigt (s. Abb. 3 und 5). Wie im Computer widersprüchliche Informationen eine Error-Message auf dem Bildschirm produzieren, so lösen nicht in Einklang zu bringende Sinnesmeldungen, z.B. aus dem vestibulären und dem visuellen Bereich, beim Hinabblicken in eine Schlucht den sogenannten Höhenschwindel aus (s. Abb. 6 und 7). Ebenfalls lösen vestibuläre und visuelle widersprüchliche Informationen den sogenannten Eisenbahnschwindel aus, den jemand erlebt, der im Bahnhof sitzend, aus dem Zugfenster schauend unsicher ist, ob der Nachbarzug oder der eigene Zug anfährt. In der Zeit, in der die Unsicherheit besteht, ob es der eigene oder der fremde Zug ist, beschleicht den Patienten ein Schwindelgefühl, welches er nach Lösung des Datenkonflikts durch Drehen und Hin- und Herwenden des Kopfes von selbst wieder beheben kann. Beim Altersschwindel liegen vielfach organische Störungen in einzelnen Bereichen des Sinnessystemes vor. Die Störungen beschränken sich vielfach nicht nur auf die Rezeptoren im Sinne einer arteriosklerotisch veränderten Retina oder Stria vascularis im Innenohr usw., sondern sie umfassen auch das Nervensystem im Sinne einer Neuronopathie bzw. das Zentralnervensystem mit fokalen ischaemischen Entmarkungsdegenerationen.

In Kenntnis der differenzierten Systematik neurootologischer Erkrankungen kann heute auch eine differenzierte funktionserhaltende, heilende oder zumindest palliative Therapie dieser Störungen, angepaßt an den Einzelfall, eingeleitet werden (s. Abb. 25). Dabei werden Elemente der Psychotherapie, der Physiotherapie, der Pharmakotherapie und in besonderen Fällen auch der Neurootochirurgie miteinander kombiniert (s. Abb. 26). Entsprechend der großen Zahl der zu behandelnden Patienten sowie deren statistischen Hauptbeschwerden muß der Schwerpunkt der Behandlung heute bei der Pharmakotherapie liegen. Hier sind die Nootropica und vasoaktiven Substanzen, z.B. vom Typ des Extractum Ginkgo biloba, EGb 761 (rökan®), besonders bedeutungsvoll.

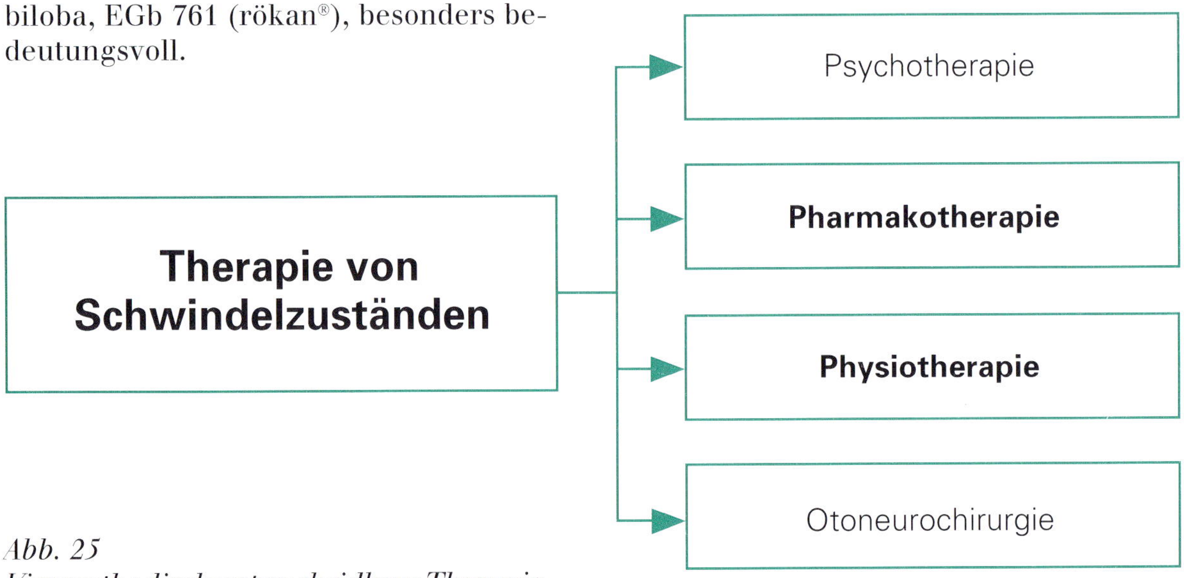

Abb. 25
Vier methodisch unterscheidbare Therapieverfahren zur Behandlung von Schwindelzuständen.

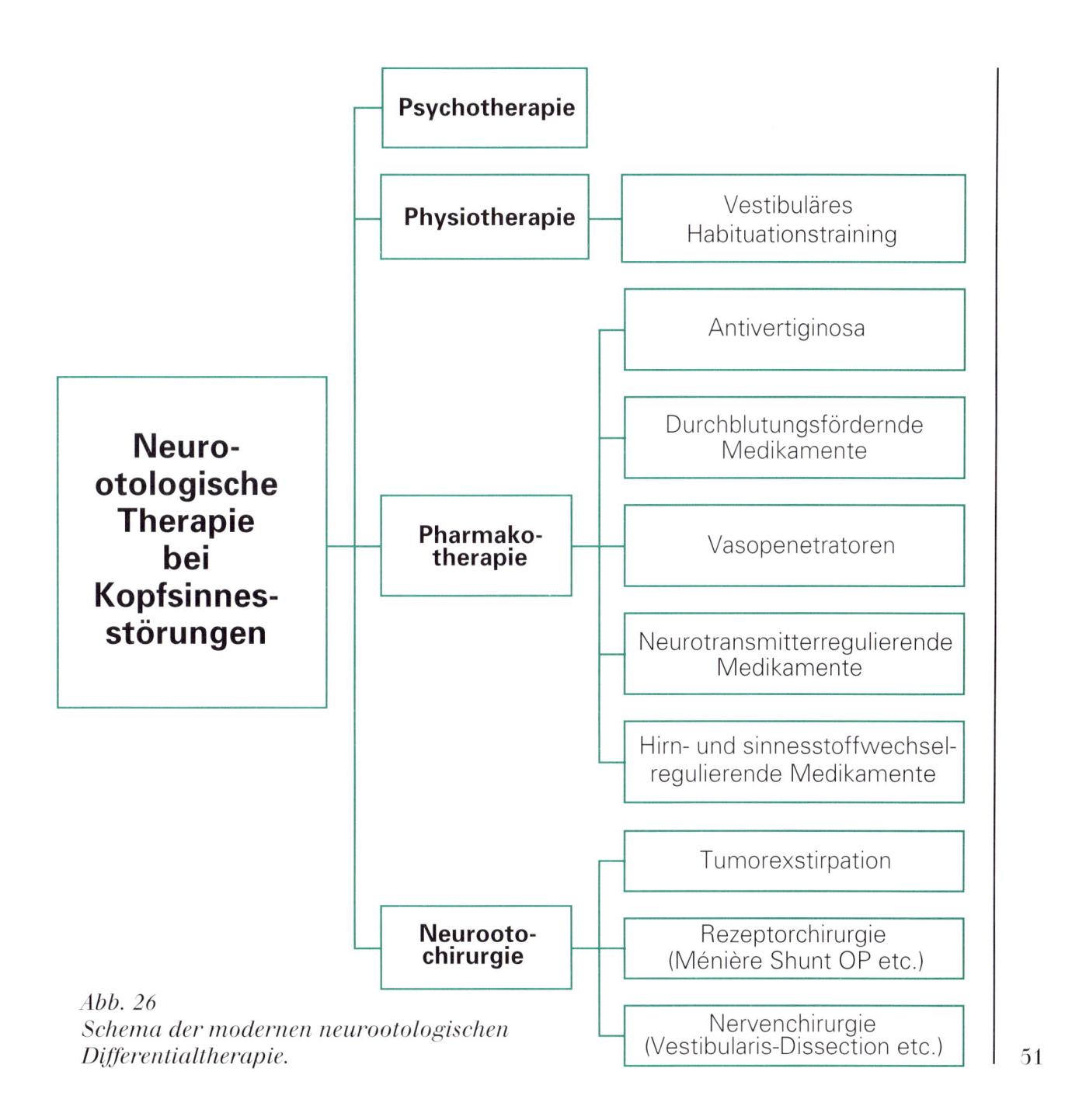

```
                                    ┌─ Psychotherapie
                                    │
                                    ├─ Physiotherapie ─── Vestibuläres Habituationstraining
                                    │
                                    │                   ┌─ Antivertiginosa
                                    │                   │
                                    │                   ├─ Durchblutungsfördernde Medikamente
Neuro-                              │                   │
otologische                         ├─ Pharmako-        ├─ Vasopenetratoren
Therapie                  ──────────┤   therapie        │
bei                                 │                   ├─ Neurotransmitterregulierende Medikamente
Kopfsinnes-                         │                   │
störungen                           │                   └─ Hirn- und sinnesstoffwechsel-
                                    │                      regulierende Medikamente
                                    │
                                    │                   ┌─ Tumorexstirpation
                                    │                   │
                                    └─ Neurooto-        ├─ Rezeptorchirurgie
                                        chirurgie       │  (Ménière Shunt OP etc.)
                                                        │
                                                        └─ Nervenchirurgie
                                                           (Vestibularis-Dissection etc.)
```

Abb. 26
Schema der modernen neurootologischen Differentialtherapie.

Das Original zum Festbetrag

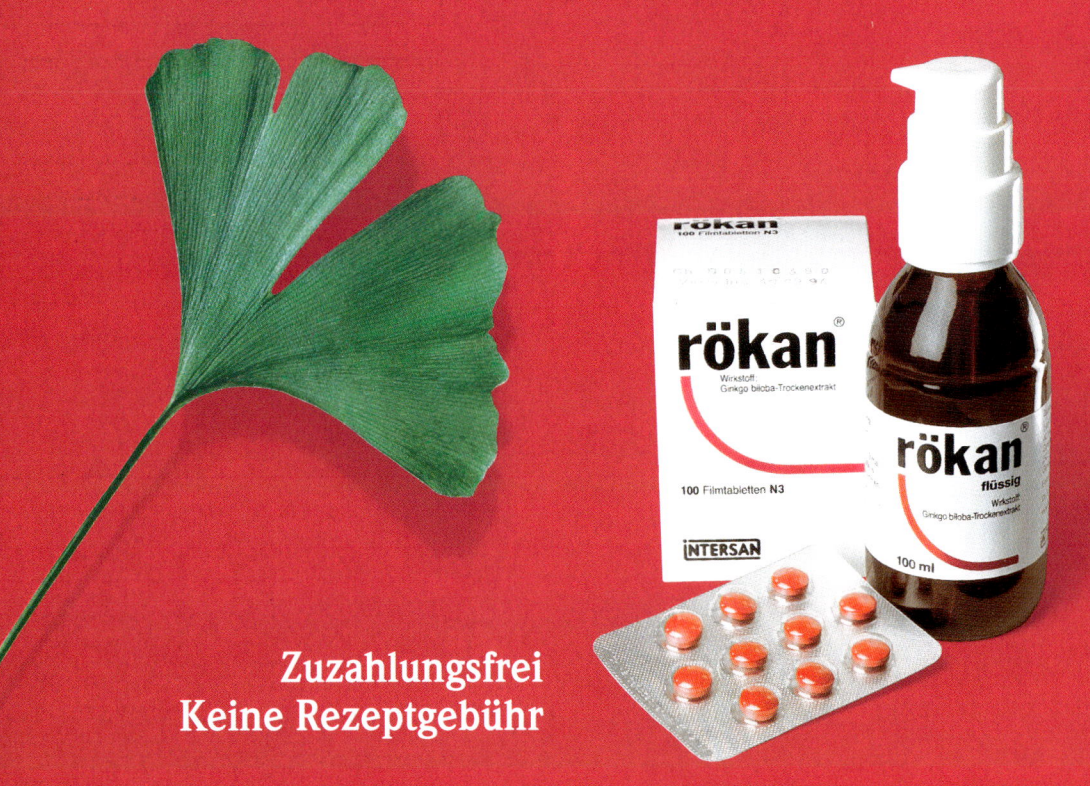

**Zuzahlungsfrei
Keine Rezeptgebühr**

rökan® Filmtabletten; rökan® flüssig. <u>Wirkstoff</u>: Ginkgo-biloba-Trockenextrakt. <u>Zusammesetzung</u>: 1 Filmtablette enthält: 40 mg Trockenextrakt aus Ginkgo-biloba-Blättern (50:1), eingestellt auf 9,6 mg Ginkgoflavonglykoside und 2,4 mg Terpenlactone (Ginkgolide, Bilobalid). 1 ml Lösung enthält: 40 mg Trockenextrakt aus Ginkgo-biloba-Blättern (50:1), eingestellt auf 9,6 mg Ginkgoflavonglykoside und 2,4 mg Terpenlactone (Ginkgolide, Bilobalid). Enthält 57,65 Vol.-% Alkohol. <u>Anwendungsgebiete</u>: Zur Behandlung von Hirnleistungsstörungen (nachlassende intellektuelle Leistungsfähigkeit und Vigilanz) mit den Symptomen: Schwindel, Ohrensausen, Kopfschmerzen, Gedächtnisschwäche. Zur Behandlung von peripheren arteriellen Durchblutungsstörungen mit erhaltener Durchblutungsreserve (intermittierendes Hinken). Als unterstützende Behandlung eines infolge Zervikalsyndroms beeinträchtigten Hörvermögens. <u>Gegenanzeigen:</u> Überempfindlichkeit gegen Ginkgo-biloba-Extrakte. <u>Nebenwirkungen:</u> Sehr selten wurden bei der Einnahme von Rökan flüssig oder Rökan Filmtabletten leichte Magen-Darm-Beschwerden, Kopfschmerzen oder allergische Hautreaktionen beobachtet. <u>Wechselwirkungen mit anderen Mitteln:</u> Nicht bekannt. <u>Dosierung und Art der Anwendung:</u> Soweit nicht anders verordnet, 3mal täglich 1 Filmtablette nach den Mahlzeiten unzerkaut mit etwas Flüssigkeit einnehmen. 3mal täglich nach den Mahlzeiten 1 ml = 3mal täglich 2 Pumpstöße in etwas Wasser einnehmen. Das Arzneimittel soll nach Ablauf des Verfalldatums nicht mehr angewendet werden. Arzneimittel für Kinder unzugänglich aufbewahren! <u>Darreichungsform und Packungsgrößen:</u> rökan® Filmtabletten: OP 20 Filmtabletten N1 DM 15,75; OP 50 Filmtabletten N2 DM 34,47; OP 100 Filmtabletten N3 DM 62,30; rökan® flüssig: 30 ml + Dosierpumpe DM 22,29; 100 ml + Dosierpumpe DM 62,30. Stand: Juli 1991

INTERSAN

Zur gezielten und sparsamen, aber dennoch erfolgreichen, zeitgemäßen Vertigotherapie ist es aus heutiger Sicht unerläßlich, daß ein abgestuftes Schema von subjektiven und objektiven bzw. quantitativen Diagnosemaßnahmen (s. Abb. 27) sowohl vom Allgemeinmediziner als auch vom Gebietsarzt (s. Abb. 1) beherrscht und angewendet wird. Die diagnostisch gesteuerte und überwachte Vertigotherapie stellt eine Möglichkeit dar, die Schwindelpatienten vor dem Abgleiten in die Passivität und Invalidität zu bewahren. Zum Teil besteht die Möglichkeit, eine Heilung herbeizuführen. Selbst wenn keine Heilung mehr möglich ist, erhöht das von uns erarbeitete kombinierte Diagnose- und Therapieschema nach Art einer Netzwerktechnik doch die Lebensqualität vieler Vertigo-Patienten. Dazu zählen insbesondere auch die Patienten mit Presbyvertigo. Nicht zuletzt können durch die Verwendung eines solchen Therapiemonitoring auch Kosten durch die Vermeidung oder den Abbruch einer ineffektiven Vertigotherapie eingespart werden.

```
                                    ┌── subjektiv ─────── Vertigo-Anamnese
                   Allgemeinmedizin ─┤
                                    └── objektiv u.
                                        quantitativ ───── CCG

Fachgebietsbezogene
Vertigodiagnostik
                                    ┌── subjektiv ─────── Vertigo-Anamnese
                                    │
                   Gebietsarzt      │                     ┌── otologische Inspektion
                   ───────────      ├── semiquantitativ ──┤
                   HNO-Arzt         │                     └── Nystagmusinspektion
                   Neurologe        │
                   Ophthalmologe    │   objektiv u.       ┌── CCG
                                    └── quantitativ ──────┤
                                                          └── ENG
```

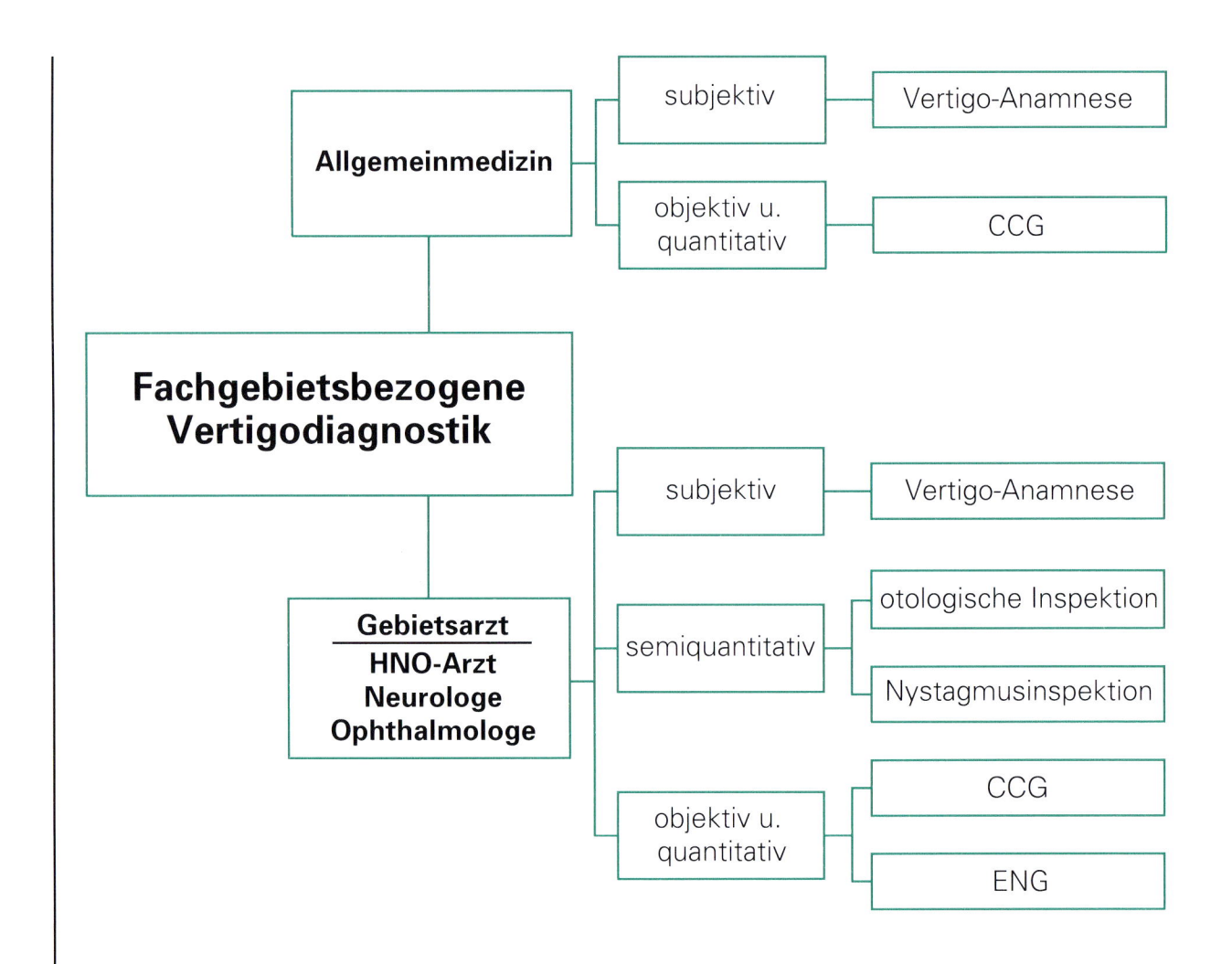

Abb. 27
Gegenüberstellung von qualitativen und quantitativen Gleichgewichtsuntersuchungen zur abgestuften Diagnostik bei Schwindel durch den Allgemeinmediziner und den Hals-Nasen-Ohren-Arzt.

Literatur:

R. Barany, K. Wittmaack:
Funktionelle Prüfung des Vestibular-
apparates. Verlag G. Fischer, Jena, 1911.

A. Brodal:
Anatomy of the Vestibular Nuclei and
their connections. Handbook of sensory
physiology, Vol.6, 1, Springer-Verlag
Berlin, Heidelberg, New York, 1974.

C.-F. Claussen, J. M. Tato:
Aequilibriometria practica. Hasen-
clever & Cia., Buenos Aires, 1973.

C.-F. Claussen, M. v. Lühmann:
Das Elektronystagmogramm und die
neurootologische Kennliniendiagnostik.
Edition medicin & pharmacie, Hamburg
und Neu-Isenburg, 1976.

C.-F. Claussen, G. Aust, G. Hortmann, M. Müller-Kortkamp:
Praktikum der Elektronystagmographie.
Verhlg.d.GNA, Bd.2, Edition medicin &
pharmacie, Hamburg und Neu-Isenburg,
1975.

C.-F. Claussen, J. V. DeSa:
Clinical Study of Human Equilibrium by
Electronystagmography and Allied Tests.
437 S. Popular Prakashan, Bombay, 1978

C.-F. Claussen, E. Fort:
Der Schwindelkranke und seine neuro-otologische Begutachtung. Edition medicin & pharmacie, Hamburg und Neu-Isenburg, 1976.

C.-F. Claussen, E. Claussen:
Objektive neurootologische Untersuchungen bei Vertigo und Tinnitus mittels Elektronystagmographie und akustisch evozierter Potentiale. Arch.klin.exp. Ohr.-, Nas.-, Kehlk.Heilk., z.Zt. im Druck.

C.-F. Claussen:
Presbyvertigo, Presbyataxie, Presbytinnitus. Springer-Verlag, Berlin, Heidelberg, New York, Tokio, 1985.

C.-F. Claussen, G. Aust, W. D. Schäfer, I. von Schlachta:
Atlas der Elektronystagmographie. edition medicin u. pharmacie dr. werner rudat u. co. nachfolger, Hamburg, 1986

C.-F. Claussen, E. Claussen:
Die Craniocorpographie – ein neues, einfaches Verfahren zur äquilibriometrischen Analyse von Schwindelzuständen. Sandorama, Heft 4, 8-13, 1987

P. Deeg, C.-F. Claussen:
Schwindel und Nausea - Alarmzeichen gefährlicher Herz-Kreislauf-Erkrankungen. Deutsches Ärzteblatt - ärztliche Mitteilungen, 80, Heft 22, 41-44, 1983.

G. Fitzgerald, C. S. Hallpike:
Studies in human vestibular function:
1. Observation on the directional
preponderance of caloric nystagmus
resulting from cerebral lesions.
Brain, 65, 115-137, 1942.

T. Fukuda:
The Stepping Test: Two Phases of the
Labyrinthine Reflex. Acta Otolaryngol.
(Stockh.), 50, 95-108, 1959.

N. G. Henriksson:
Speed of Slow Component and Duration
of Caloric Nystagmus. Acta Otolaryng.
(Stockh.), Suppl. 125, 1956.

N. G. Henriksson, J. B. Jahneke,
C.-F. Claussen:
Vestibular Disease and Electronystagmography. Press Company, Studentlitteratur, Lund/Schweden, 1969.

M. Romberg:
Lehrbuch der Nervenkrankheiten.
Springer-Verlag, Berlin, 184-191, 1848.

E. A. Spiegel, I. Sommer:
Ophthalmo- und Otoneurologie. Julius-Springer-Verlag, Wien und Berlin, 1931.

S. Unterberger:
Neue registrierbare Vestibularis-Körper-dreh-Reaktionen, erhalten durch Treten auf der Stelle. Der Tretversuch. Arch. Ohr.-, Nas.- u. Kehlk. Heilk., 140, 273-282, 1938.

Sachverzeichnis

Aequilibriometrie 8, 34
Afferenzen, propriozeptive 8, 11
Afferenzen, visuelle 8, 11
Allgemeinmedizin 9, 53, 54
Altersschwindel 18, 27, 49
Alterssinnesstörungen 19, 20
Anamnese, neurootologische 25, 27, 28
Anamnesebogen, neurootologischer 34
Arbeitsmedizin 9, 34
Aufrichtungsreflex, optischer 13, 15, 16
Augenheilkunde 8, 9, 10, 47

Barany, R. 8
Bezugsebene, sichtbare 12, 14, 15
Bezugsmuster, stabilisierendes 16
Blickstabilisierungsreaktionen 24
Brain Electrical Activity Mapping (BEAM) 34

Cerebello-ponto-medulläre
   Gleichgewichtsstörung 38, 45
Claussen, C.-F. 8
Cranio-Corpo-Graphie 25, 34, 35, 40, 41, 42, 54

Datenkonflikt, interner 15, 16, 48, 49
Dauer des Schwindelleidens 30
Diagnostik 8, 25
Drehschwindel 19, 29

Eisenbahnschwindel 16, 17, 49
Elektronystagmographie 34, 35, 54
Entmarkungsdegeneration 49
Error-Message 16, 48

Formatio reticularis 48

Geschlechtsverteilung 29
Gleichgewichtsfunktionsprüfung 8
Gleichgewichtsregulationsschleifen 8
Gleichgewichtsstörungen, periphere 25, 36, 37, 42
Gleichgewichtsstörungen, zentrale 26, 38, 39, 42
Gleichgewichtstetrade 11
Gynäkologie 9

Halsmuskeln 17, 22
Halsmuskeldysregulationsschwindel 24
Hardware-Störung 43, 44
Hirnstammenthemmung 36, 38
HNO-Heilkunde 8, 9, 10, 47, 54
Höhenschwindel 12, 15, 16, 17, 44, 49
Hörverminderung 29, 43, 45
HWS-Schwindel 24

Information, kinästhetische 16, 17, 24, 48
Information, optische 16, 17, 24, 48, 49
Information, vestibuläre 16, 17, 24, 48, 49
Innere Medizin 9, 47
Invalidität 53

Kinetose 43, 44
Kleinhirnbrückenwinkel 24
Kopf-Körper-Bewegungsmuster 24, 25, 34, 40, 48
Kopfsinnesstörungen 12, 25
Kybernetopathie 12, 43

Längsbündel, mittleres 22, 24
Lebensqualität 53
Luftfahrtmedizin 9

Mesencephalon 16, 48
Multisensorische Altersstörung 20

Nausea 12, 13, 25, 29, 34, 43, 45
Nausea-Beschwerden, vegetative 12, 13, 25, 26, 35
Nauseareaktionen 12
Netzwerk, neurootologisches 53
Neuronopathie 49
Neurologie 8, 9, 10, 47
Neurootochirurgie 50, 51
Neurootologie 8, 24
NODEC IV 27, 28, 29, 30, 31, 34, 35
Nootropica 50
Nystagmus 22, 24, 26, 30, 34, 35, 36, 37, 38, 39
Nystagmusanalyse 25, 30, 34
Nystagmusrichtungsenthemmung 36, 39

Orthopädie 9, 47
Ortungssignale, akustische 17
Otolithen 12

Pädiatrie 9
Passivität 53
Periphere Vestibularisstörung 25, 36, 37, 42
Pharmakotherapie 50, 51
Physiologie 9
Physiotherapie 50, 51
Prävention 8
Presbyakusis 20
Presbyataxie 19, 20, 44
Presbygeusie 20
Presbyosmie 20
Presbytinnitus 20
Presbyvertigo 18, 19, 20, 53
Prolonged Ischaemic Neurological
    Deficit (PRIND) 46, 47
Proprizeptivität 8, 25
Psychiatrie 9
Psychotherapie 50, 51

Raumfahrtmedizin 9
Raumkonzept, funktionelles 11, 16
Raumkonzept, stabilisierendes 11, 16
Raumkonzeptzentrum 11, 16, 48
Retina 49

Schmetterlingskalorigramm 37, 38, 39
Schmetterlingskennlinienmuster nach
    Claussen 36, 37
Schwere-Raum-Beziehung 24
Schwererezeptoren 12, 25
Schwindel 13, 16, 18, 19, 25, 26, 29, 30, 34, 35, 43, 47, 48, 49
Seekrankheit 16, 17
Software-Störung 43, 44
Spontannystagmus 36
Stria vascularis 49
Supratentorielle Gleichgewichtsstörung 36, 46
Symptomenkonstellation 27
Systematik neurootologischer
    Erkrankungen 50

Tato, J. M. 8
Temporallappen 46
Temporary Ischaemic Attack (TIA) 46, 47
Tentoriumschlitz 46
Therapie-Monitoring 53
Tinnitus 43, 45
Topodiagnostik, neurootologische 25, 36
Traumatologie 9, 47

Übungsverminderung 18

Vertigo 19, 27, 29, 43, 45
Vertigotherapie, diagnostisch gesteuerte 48, 53
Vestibularisausfall, einseitiger 18
Vestibulariskerne 22, 24, 25

Vestibularishemmung 36
Vestibularisrezeptoren 22, 24
Vestibularnerven 22, 25
Vestibulookuläre Bahnen 23

Zentrale Gleichgewichtsfunktions-
störung 26, 38, 39, 42